실전 임상화학

실전 임상화학

- 목 차 -

I. 검체의 채취 및 보존 ·· 3

II. 검사실 안전 ·· 11

III. SI 단위와 단위변환 ·· 25

IV. 용량기구 및 일반기구 ···································· 35

V. 광학 분석 ·· 55

VI. 검사실의 자동화 ·· 67

VII. 단백질과 비단백질소 ···································· 85

VIII. 지질 ·· 117

IX. 효소 ·· 139

X. 탄수화물 ·· 159

■ 부록 ·· 169

■ 참고문헌 ·· 199

실전 임상화학

이 인 수 著

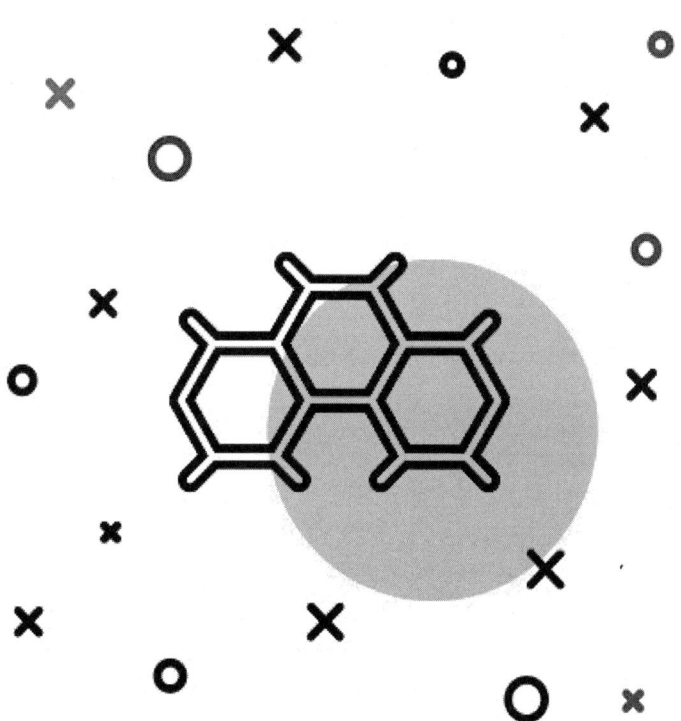

I. 검체의 채취 및 보존

검체 채취의 첫 단계는 환자의 확인으로 이름, 환자등록번호, 생년월일 등의 확인을 진행한다. 성인의 경우는 환자본인이 대답하도록 하며, 소아의 경우는 보호자에게 확인을 진행하고, 입원환자는 손목밴드 등으로 신원을 확인한다.

신원이 확인이 되었으면 WHO와 CLSI의 표준 지침(표 1.1)의 참고하여 검체의 유형(전혈, 혈청, 혈장, 소변, 기타 체액, 세포 및 고형 조직 등)별로 검체를 채취한다.

[표 1.1 진단검사실의 검체에 대한 표준 지침]

Document Name	Document Number
Accuracy in patient and sample identification	GP33-P
Blood collection on filter paper for newborn screening programs	LA4-A5
Body fluid analysis for cellular composition H56-A Collection, transport, and processing of blood specimens for testing plasma-based coagulation assays and molecular hemostasis assay	H21-A5
Collection, transport, preparation, and storage of specimens for molecular methods	MM13-A
Procedures and devices for the collection of diagnostic capillary blood specimens	H04-A6
Procedures for the collection of arterial blood specimens	H11-A4
Procedures for the collection of diagnostic blood specimens by venipuncture	H3-A6
Procedures for the handling and transport of diagnostic specimens and etiologic agents	H5-A3
Protection of laboratory workers from occupationally acquired infections	M29-A3

임상화학검사에서는 주로 사용되는 혈액 검체 정맥, 동맥, 모세혈관에서 채취한다. 정맥혈이 검사에 가장 많이 이용되고, 동맥혈의 경우는 혈액가스분석에 주로 이용된다. 동맥혈의 경우의 채혈은 의사만이 진행할 수 있다. 마지막으로 모세혈관의 경우는 정맥이나 동맥의 채혈이 어려운 영아와 현장검사(POCT)에 이용된다.

■ 정맥 천자 : 환자의 정맥에서 혈액 검체를 채취하는 것
- 준비단계
    1) 환자의 알레르기 또는 특별 요구사항 확인
    2) 채혈자는 개인 보호 장비 착용 : 가운, 장갑, 마스크 등
    3) 환자는 최대한 편한 자세 유지
        cf. 유아 및 어린이 (papoose board)
    4) 관련 검사의 적절한 튜브의 개수와 형태 선택
    5) 적절한 바늘 선택 : 성인 (19~22G), 소아 (23~25G)

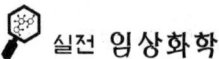 실전 임상화학

- 채혈 시간의 고려 사항
  1) 일내변동이 큰 성분 : 코르티코스테로이드, 철
  2) 금식이 필요한 경우
  3) 약물 치료 관찰 : 약물 재 투여 직전
  4) 법의학적으로 알코올이나 약물 측정시

- 검사 항목에 적합한 용도의 채혈관 선택 (표 1.2)

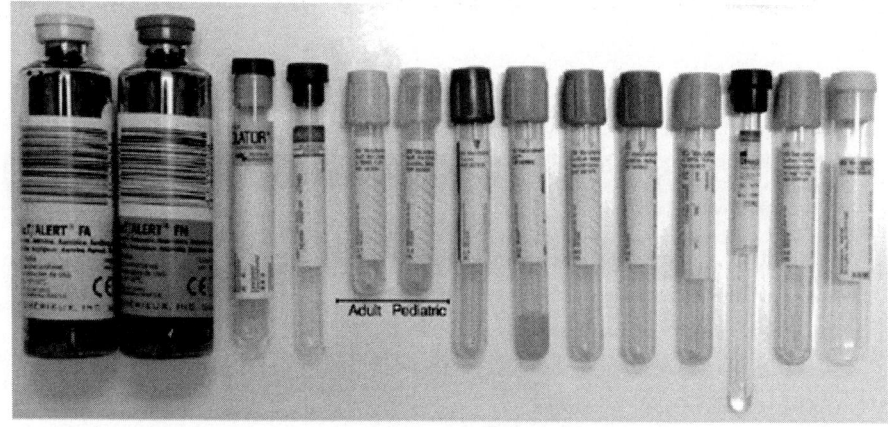

[진단검사에 사용되는 진공채혈관]

[표 1.2 진공채혈관의 종류와 용도]

종류	첨가물		용도
겔분리관 Serum Separator Gel Tubes (Clot Activator with Gel)	폴리머 겔/실리카촉진제	황색	Silica clot activator 작용으로 30분 이내 응고 형성 화학적 분석에 주로 이용
PST (Plasma Separator tube)	Lithium heparin tube - 겔 첨가혈장과 혈액세포 분리	밝은 녹색	혈장을 이용한 chemical 검사(AKBA동맥의 케톤체 비율, Lactic acid, 면역항체검사, amino acid, organic acid, 염색체, 중금속 등)
혈청관(Plain tube)	내부 첨가물 없음 실리콘으로 코팅된 것과 코팅되지 않은 것이 있음	적색	Silica clot activator 작용 없음 60분 이내 응고 화학 면역 혈액행 검사를 위한 혈청
전혈 or 혈장관	K₂EDTA(과립 항응고제)	자주색	혈액학적 검사 및 HbA1c 관련검사를 위한 전혈
	K₃EDTA(액상 항응고제)		
	Sod citrate(응고)	청색	혈액응고 및 혈소판기능검사를 위한 혈장
	Sod citrate(적혈구 침강율)	흑색	ESR 검사를 위한 혈장
	NaF(플루오린화 나트륨) (NaF, ammonium 염)	회색	혈당 검사를 위한 혈장
	Lithium heparin (Na, K, Li)	녹색	HLA검사, 염색체 검사, 암모니아 검사, 동맥혈액가스 검사를 위한 혈장 또는 전혈
	Sodium heparin	짙은 청색	납, 수은 등의 중금속 중독 측정 사용

I. 검체의 채취 및 보존

- 채혈 위치
    1) 성인 : 팔오금중간정맥

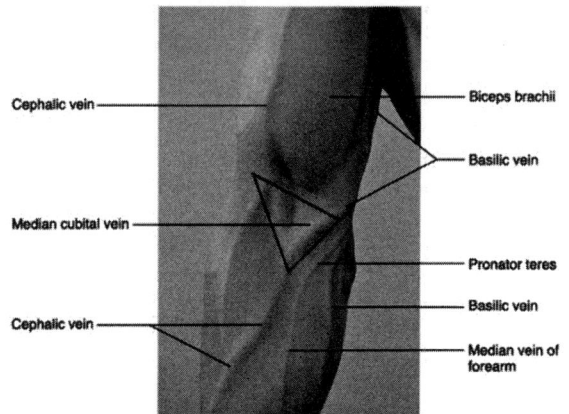

    2) 신생아, 영아 : 손등 정맥

- 채혈 부위 소독
    1) 70% 이소프로판올 알코올 또는 염화벤잘코늄
    2) 채혈부위로 부터 바깥쪽으로 동심원을 넓혀가면서 소독

- 정맥 차단
    1) 지혈대를 천자 부위의 10~15 cm 위쪽에 맨다.
    2) 혈압 측정용 압박띠를 사용할 때는 60 mmHg로 압박
    3) 지혈대는 1분 이상 압박하지 말 것 >>> 유의한 변화 발생
        cf. 울혈

- 채혈의 진행 : 진공 튜브나 주사기를 이용하여 채혈
    1) 진공튜브를 이용한 채혈 순서
        ▶ 주사바늘을 홀더에 장착
        ▶ 정맥천자 시행
        ▶ 진공채혈관을 홀더 안쪽으로 삽입

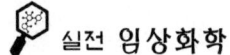 실전 임상화학

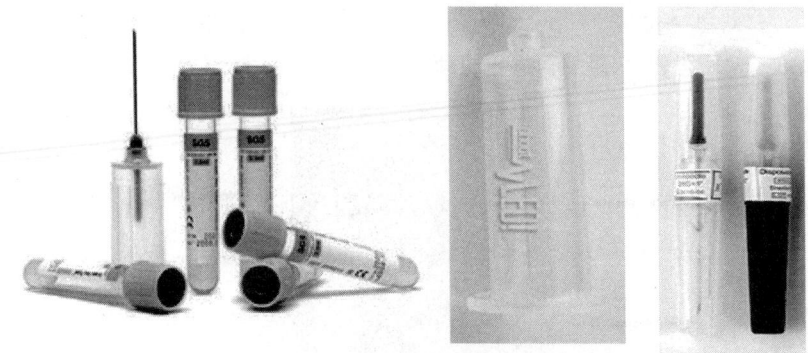

cf. 혈액가스검사 : 헤파린 항응고제를 사용한 주사기를 사용

2) 반복 채혈 시도
- ▶ 첫 시도 위치 바로 아래나 반대편 팔, 손등 또는 손목 정맥채혈
- ▶ 연속 두 번 실패시에는 다른 사람이 채혈
- ▶ 반복 채혈 실패시에는 병원내 규정에 따라 의사나 간호사에게 통보

■ 피부 천자
- 적은 양의 혈액을 채취하는 개방 채혈 기술
- 샘플의 양이 한정된 경우, 반복된 정맥천자로 정맥에 심한 상처 시, 화상이나 붕대를 감고 있어서 정맥천자가 어려울 때
- 현장검사(POCT) 또는 여과지(신생아 선천성 대사이상 선별검사 등)
- 손가락 끝이나 영아의 발꿈치에서 천자
  cf. 연령별 천자부위와 팁 길이 기준 (mm)
   ⇒ 영아 (발꿈치, 0.85), 12개월이전 (발꿈치, 1.25)
      1~8세 (손가락 끝, 1.5), 8세 이상 (손가락 끝, 1.75~2.2)

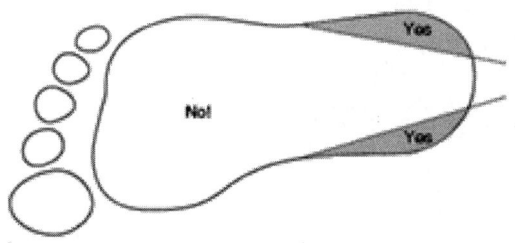

■ 동맥 천자
- 상당한 기술을 요구하기에 의사가 채혈

I. 검체의 채취 및 보존

- 천자부위 : 손목 노동맥, 팔꿈치 위팔동맥, 고샅부위 내 넓적다리 동맥

■ 혈액 응고제와 보존제
- 헤파린
  1) 화학적 분석에 가장 넓게 사용
  2) 트롬빈을 중화시키는 항트롬빈 III의 작용을 촉진
  3) 나트륨, 칼륨, 리튬, 암모늄염이 이용
     cf. 암모늄염 헤파린 암모니아 측정이 사용 안됨

- EDTA(Ethylnediaminetetraacetic acid)
  1) 수혈 의약품 및 혈액학적 검사
  2) 세포 내 cyclosporine이나 tacrolimus 같은 약물 측정
  3) HbA1c 분석, DNA 추출, 바이러스 검사 등
  4) Ca^{2+} 같은 2가 양이온의 킬레이트제로 응고를 억제
  5) 칼슘, 마그네슘, 철 측정에 사용 안됨
  6) ALP, CK 활성 저해

- 플루오린화 나트륨 (NaF)
  1) 혈액 포도당과 젖산을 보호 해당과정의 enolase를 억제
  2) 상온에서 시간당 100mg/dl가 감소
     cf. 신생아 및 백혈병 환자는 더 빨리 감소
  3) 검사 지연시 검체 분리 전까지 냉장보관
     cf. NaF+EDTA(citrate) : 최소 24시간 포도당을 보존

- Citrate
  1) 구연산 나트륨(sodium cirtrate) 1과 혈액 9의 비율 : 응고검사
  2) 킬레이트 제제로 칼슘을 제거하여 응고 억제
  3) 칼슘 측정에 사용 안함
  4) AST, ALT, ALP의 활성 저해

- Acid cirtate dextrose (ACD)
  세포 내 성분의 형태와 기능을 검사하는 세포유전학적 검사에 사용

- 옥살산염
  1) 킬레이트 제제로 칼슘이온을 제거하여 응고 억제
  2) 나트륨, 칼륨, 암모늄, 리튬이 이용

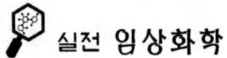 실전 임상화학

3) ACP, ALP, 아밀라아제, LD의 효소 활성 저해

■ 채혈 위치가 혈액 조성에 미치는 영향
- 혈청 (모세혈관 > 정맥) : 혈당 (1.4%), 칼륨 (0.9%)
- 혈청 (모세혈관 < 정맥) : 빌리루빈, 칼슘, 염화물, 나트륨 및 총 단백질
- 혈장 < 혈청 : 칼륨, 인, 포도당, 콜레스테롤, 중성지방, HDL-콜레스테롤
- 혈장 > 혈청 : 총 단백질, LD, 칼슘
- EDTA 혈장 < 혈청 : 콜레스테롤, 중성지방 및 HDL-콜레스테롤 (x1.03)

■ 수액 주입 환자 채혈
- 수액의 주입을 정지하고 주사부위 아래서 채혈하고 처음 10ml은 폐기
- 분자유전학, 응고 시험 : 수액 카테터 제거하고 채혈
- TDM 검사 : 수액 주입용 라인에서 시행하면 안됨

■ 용혈
- 적혈구 막의 붕괴로 혈색소가 유출되는 것
- 육안적 용혈 : 혈청과 혈장에 혈색소 농도 50 mg/dL 초과 시
- 위양성 : LD, 아스파르트산, AST, 칼륨, 마그네슘, 인산
- 용혈 검체는 원칙적으로 재 채취하여 검사를 진행함
cf. 혈액 검체의 조건에 따른 성분 변화

검체조건	성분변화	진단검사 항목
용혈	증가	K, Mg, LD, AST, ALT, CK, Fe, Protein
	감소	Cl, Na, Ca
운동 후	증가	Bilirubin, CK, AST, HDL, LD, Uric acid
	감소	T-cholesterol, LDL, TG
일내변동	오전에 높은 값	ACTH, Cortisol, Fe, Aldosterone
	오후에 높은 값	ACP, GH, PTH, TSH
식사 후	증가	Glucose, Insulin, Glucagon, TG, LDL
	감소	Free fatty acid
금식 시	증가	Glucagon, Glycogen, Keton body
	감소	Glucose, Insulin
성별	남성이 높은 값	Albumin, Ca, Mg, Amino acid, Urea, Uric acid, Fe
	여성이 높은 값	Creatine, HDL
임신	증가	Transferrin, T-cholesterol, TG, Cortisol, TBG, Aldosterone, Prolactin(임신말기)
	감소	Fe, Ferritin, Creatinine, Protein, Albumin
체위(누운 상태)	감소	Albumin, ALP, ALT, Thyroxin, T-cholesterol

■ 검사 용도별 소변 검체
- 이른 아침, 공복 검체 : 전자현미경 검사, 비정상적인 구성 성분 검사
- 세균검사 : 첫 소변(요도염), 중간뇨(방광염)

I. 검체의 채취 및 보존

- 카테터 채취 검체 : 요로 폐쇄 환자, 응급환자의 미생물 검사
- 치골 상부 천자 : 외부 오염 없는 세균배양검사
- 시간 제약을 받는 검체 : 누락없이 채취, 보존제, 냉장보존, 검사시 혼합
- 유아의 소변 : 소변용 비닐봉지 사용

■ 소변 보존제
- 박테리아 활동 및 화학적 분해를 줄이거나 용액에서 침전되는 성분을 용해하기 위해 첨가
- 수집 즉시 냉장보존이 원칙
- 톨루엔 (Toluene) : 24시간뇨의 화학적 성분 보존, 표면의 공기 차단
- 포르말린 (Formalin) : 현미경적 검사
- 붕산 (boric acid) : 세균배양용 수송검체
- 플루오린나트륨 (sodium fluoride) : 약물분석용 검체

[소변의 방치 시에 나타나는 변화]

분석 항목	변화	원인
색깔	변색 / 검어짐	대사물질의 산화 또는 환원
투명도	감소	세균 증식 및 무정형 물질의 침전
냄새	증가	세균 증식에 의해 요로부터 암모니아 생성
pH	증가	유리에이스(urease)를 생성하는 세균에 의해 요소가 분해되어 암모니아(염기)가 생성됨 / CO_2의 상실
글루코스	감소	해당 및 세균 사용
케톤체	감소	휘발 및 세균 대사
빌리루빈	감소	빛에의 노출 / 빛에 의해 빌리버딘(biliverdin)으로 산화
우로빌리노젠	감소	우로빌린(urobilin)으로 산화
아질산염	증가	질산-환원성 세균의 증식
적혈구, 백혈구 및 원주	감소	묽은 알칼리성 소변에서 붕괴
세균	증가	증식
트리코모나스	감소	운동성 상실, 사멸

■ 대변
- 주로 위장관계 출혈을 확인하기 위해 채취
- 신생아 태변 : 임신 중 산모의 약물 복용을 확인
- 기생충, Sallmonella와 shigella 같은 장내세균과 바이러스 검출
- 소변의 오염을 주의

II. 검사실 안전

진단검사실을 비롯한 각종 실험실습실에는 전기기구 및 약품들이 존재한다. 특히 임상병리사가 근무하게 되는 환경은 병원성 검체에 대한 노출의 위험성을 항상 갖고 있다. 따라서 검사실의 종사자는 안전하게 검사를 수행하기 위해서 각종 잠재적 위험요소를 인지하고 그에 대한 안전규칙과 안전예방대책을 숙지하여 자신을 보호해야 한다. 검사실에 존재하는 잠재적 위험요소에는 표 2.1과 같이 분류할 수 있다.

[표 2.1 검사실의 잠재적 위험요소]

종류	위험원	가능한 상해
생물학적 위험	감염성 인자	세균, 진균, 바이러스 또는 기생충 감염
예리한 물건 위험	주사바늘, 란셋, 깨진유리	베이거나 찔림, 혈액-매개성 병원체의 노출
화학적 위험	방부제 및 시약	독성, 발암성 또는 부식성 인자에 노출
방사능 위험	장비 및 방사성 동위원소	방사선에의 노출
전기적 위험	비접지 또는 젖어있는 장비, 낡은 코드	화상 또는 쇼크
화재/폭발 위험	버너, 유기 화학물질	화상 또는 사지절단 등의 증상
물리적 위험	젖은 바닥, 무거운 박스, 환자	낙상, 염좌, 근육 긴장

■ 생물학적 위험 요소
- 감염사슬 : 감염원, 전파 방법 및 숙주 사이의 연속적인 연결
- 감염원 : 유해한 미생물에 오염된 검체, 감염된 환자
- 전파 : 직접 접촉, 감염된 물질의 흡입, 오염된 음식물과 물 섭취, 동물이나 곤충매개
- 감염의 예방

실전 임상화학

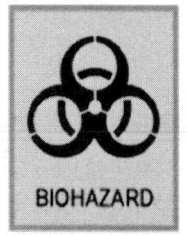
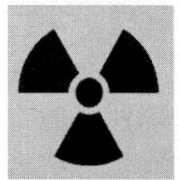
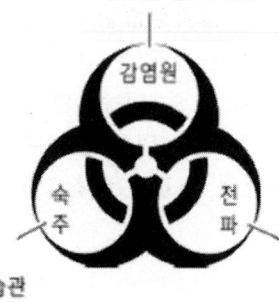

[생물학적 위험 기호의 3요소와 안전 예방책]

- 표준예방대책
  1) 올바른 손씻기

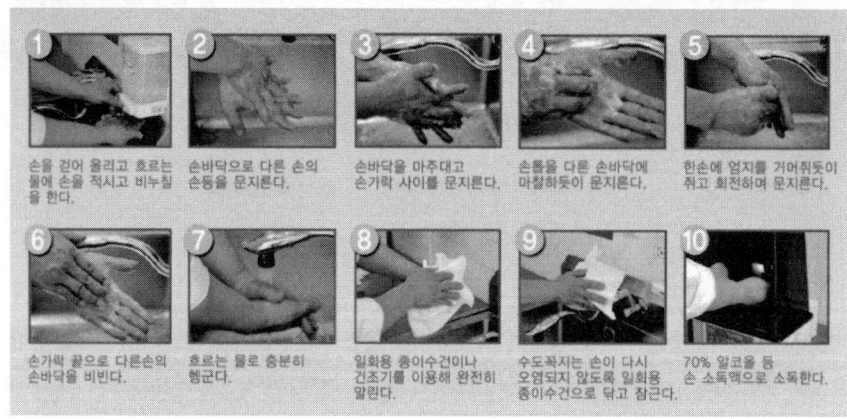

  2) 개인보호장구 : 장갑, 마스크, 보안경, 안면보호대, 가운 등

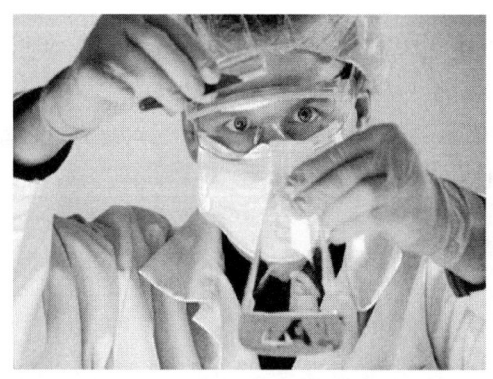
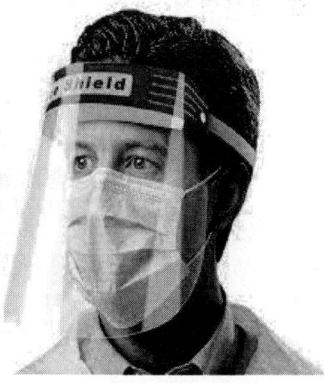

3) 환경관리 : 리넨(아마섬유), 직업적 건강 및 혈액-매개성 병원체, 환자배정

- 혈액-매개성 병원체에의 직업적 노출의 관리
    1) 모든 직원들이 보편적 예방대책/표준예방대책을 실천하도록 요구
    2) 직원에게 실험복, 가운, 안면 및 호흡보호장비, 장갑을 지급하고, 다시 사용할 수 있는 보호의류를 세탁할 수 있도록 세탁실을 설치
    3) 예리한 물건을 버릴 수 있는 일회용 쓰레기통을 제공하고, 바늘에 뚜껑을 다시 끼우지 못하게 하라.
    4) 검사실내에서 음식물이나 음료수의 섭취, 흡연 및 화장을 금지
    5) 생물학적 위험성이 있는 물질과 용기에는 라벨을 부착
    6) HBV에 대한 무료 예방접종
    7) 검사실에 대한 1일 소독계획을 수립
        cf. 혈액-매개성 병원체에 대한 소독약은 하이포염소산나트륨
            (sodium hypochlorite, 가정용 표백제를 1:10으로 희석함)을 사용
    8) 우발적으로 혈액-매개성 병원체에 노출된 직원에 대해서는 의료조치를 제공
    9) 모든 직원에게 정기적인 안전교육을 실시하고 그 서류를 비치

- 생물학적 폐기물의 처리
    1) 소변을 제외한 모든 생물학적 폐기물은 폐기물 용기 사용
    2) 소변 : 검사실 싱크대에 버림
            ⇒ 하이포염소산나트륨(1:5 또는 1:10)으로 소독

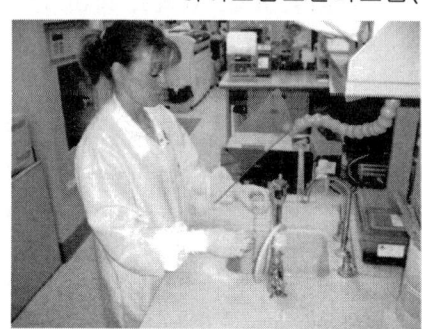
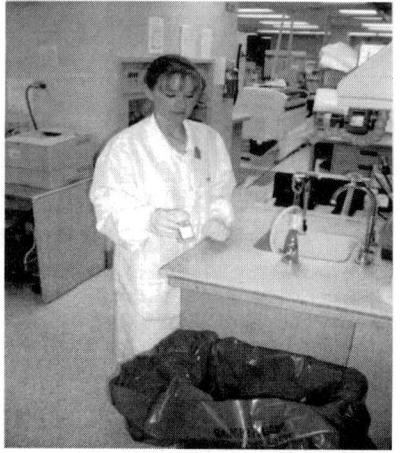

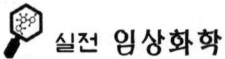

3) 스필키트 (spill kit)
   검사실에서 위험물질의 노출시 완벽히 처리할 수 있도록 다양한 흡착제 및 폐기물 보관 백, 적절한 도구를 포함

4) 혈액용 스킬키트
   ▶ 마스크, 일회용 가운, 일회용 장갑, 일회용 비닐봉투, 종이타월 30장, 계량컵 등으로 구성

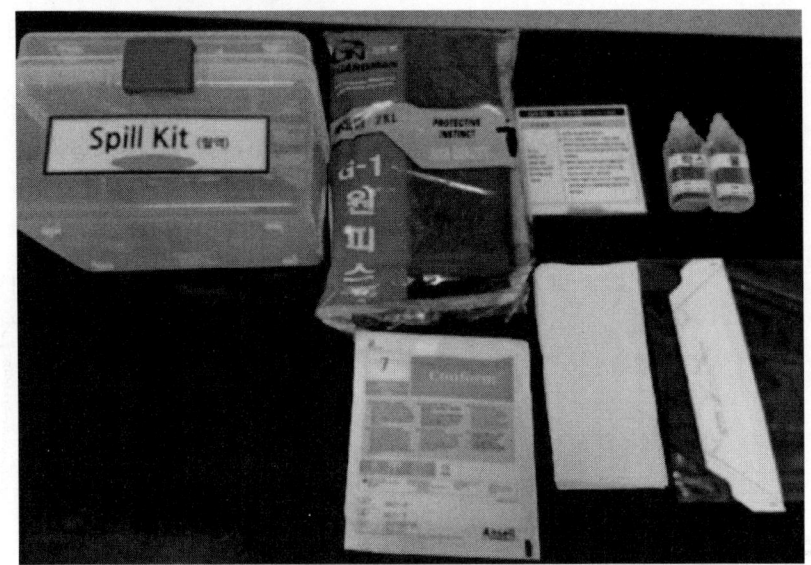

   ▶ 사용방법
   ① 일회용 비닐봉투를 열어둔다.
   ② 마스크, 장갑을 착용한다. 누출된 혈액, 체액의 양이 많아 의복과 점막을 오염시킬 우려가 있다고 판단되면 필요에 따라 가운을 착용한다.
   ③ 혈액이 엎질러진 곳에 종이타월을 덮고 10배 희석 락스 (락스 10cc + 물 90cc)를 부은 후 닦아낸다. (2회 반복)
   ④ 사용한 타월과 장갑, 마스크, 가운은 비닐봉투에 넣은 후 의료폐기물 전용 용기에 폐기한다.

■ 예리한 물건 위험 요소
   - 주사기 바늘, 란셋, 깨진 유리 등의 신체에 상해를 입힐 수 있는 물건
      ⇒ 혈액-매개성 병원체를 전파
   - 주사기 바늘, 란셋 등은 전용 관통-내구성 폐기통에 폐기

II. 검사실 안전

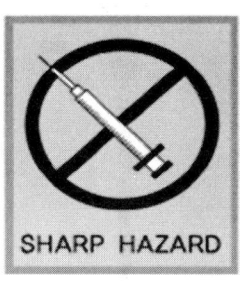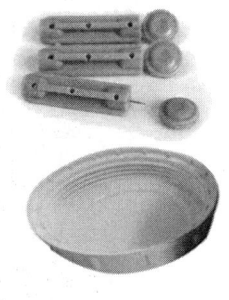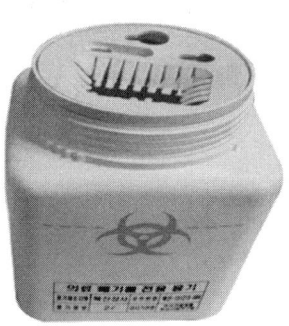

[예리한 물건 위험 요소 기호와 관통-내구성 폐기통]

■ **화학적 위험 요소**
- 화학약품의 유출에 의한 검사자의 노출
- 응급샤워기, 눈세척기 등을 활용하여 빠르게 유출물질을 세척
  cf. 화학약품을 중화하기 위해서 피부에 화학약품을 노출하면 안됨

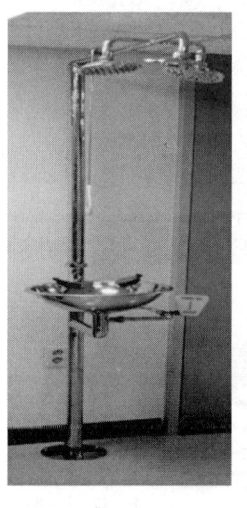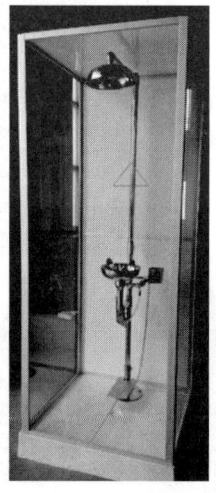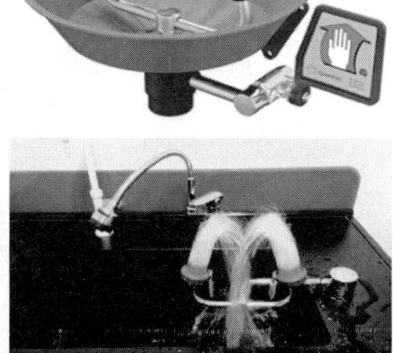

- 화학약품 취급법
  1) 동시에 한꺼번에 혼합하면 안되고 순서대로 진행
     ex> 산과 물을 혼합시 물에 산성 용액을 천천히 첨가
  2) 시약준비는 보안경을 쓰고 증기후드에서 진행
  3) 입으로 피펫팅을 하지 않음

실전 임상화학

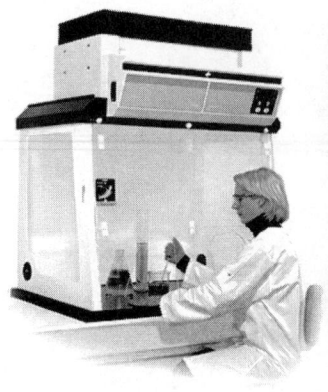 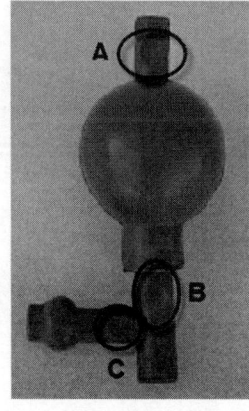 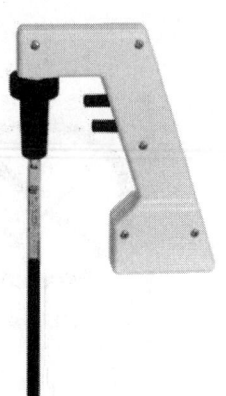

- 화학약품 위생계획의 수립 운영
  적절한 업무교육, 표준운영방법, 개인보호장구, 증기후드 및 인화성 물질 안전캐비넷 같은 장비의 사용법, 직원 교육에 필요한 내용, 의학적 자문지침

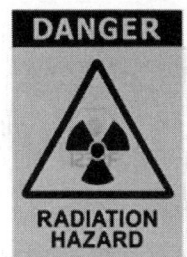 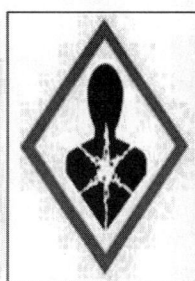 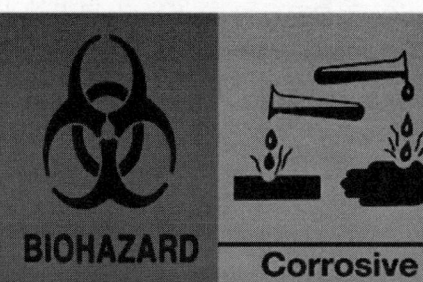

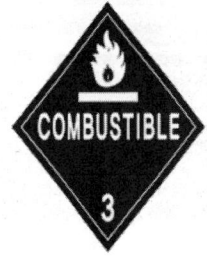 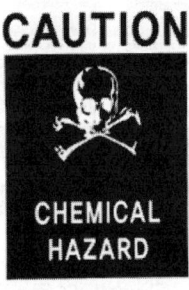 

- 화학약품 라벨 부착
  ⇒ 물질안전자료 (material safety data sheet, MSDS)의 내용 포함
  ① 물리적 및 화학적 특성   ② 화재 및 폭발 가능성
  ③ 반응 가능성   ④ 건강 위험 요소 및 응급처치법
  ⑤ 안전 취급 및 처리 방법

II. 검사실 안전

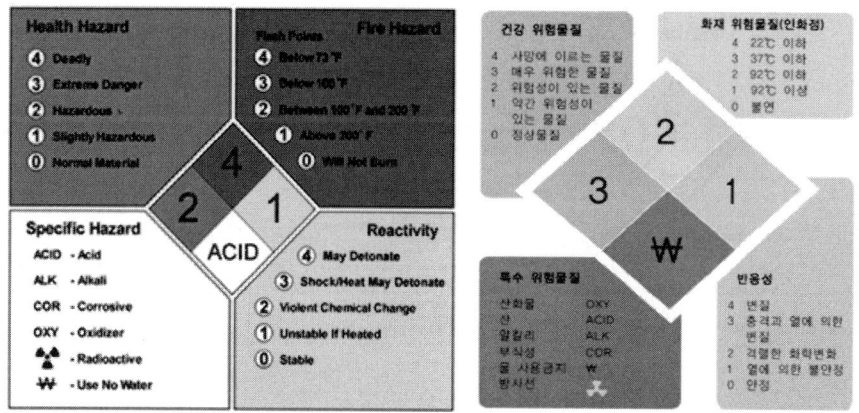

cf. 물질안전자료 (material safety data sheet, MSDS)
 ⇒ 산업재해예방 안전보건공단 : http://msds.kosha.or.kr/MSDSinfo

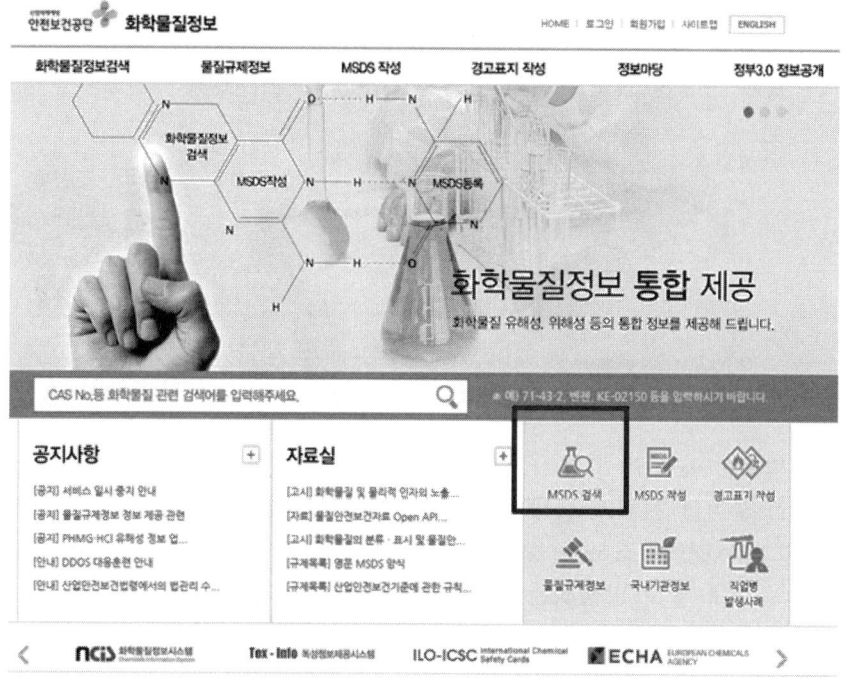

ex] 화학약품의 라벨 제작 예시 : 메탄올 (methanol)

실전 임상화학

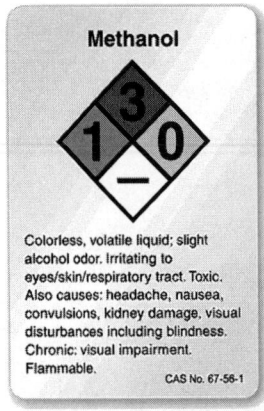
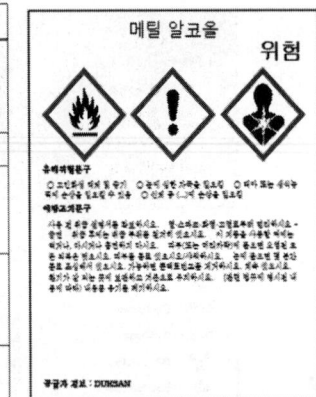

■ **방사능 위험 요소**
- 방사성 동위원소를 취급하는 검사실이 위험에 노출
  ⇒ 사용량이 미량이지만 누적된 방사능에 따른 위해성은 치명적이라 예방이 필요
- 외부 방사선 피폭의 방어 3원칙 : 시간, 거리, 차폐

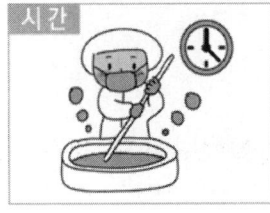
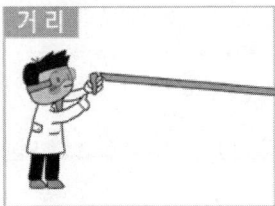
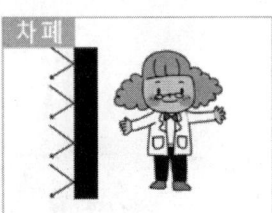

- 방사선 노출의 감시 ⇒ 개인 방사선 선량계
  1) 열형광 선량계 (TLD : thermo lumminescence dosimeter)
     방사선에 조사된 물질을 가열하면 그 물질이 방사선 피폭선량에 비례하여 빛이 발생하는 원리를 이용한 측정기

II. 검사실 안전

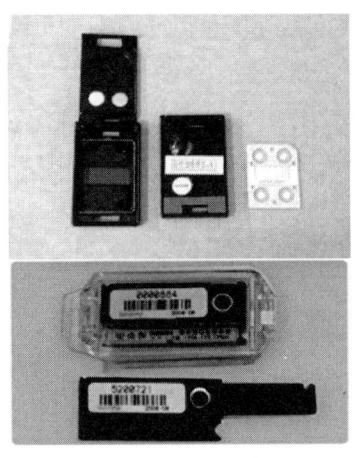
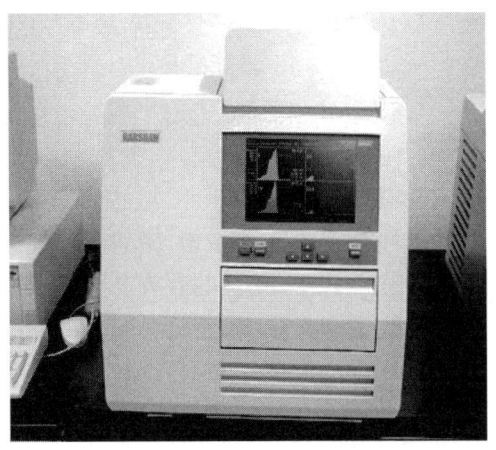

2) 필름뱃지 (Film Badge)
   방사선량을 방사선 필름의 흑화정도를 측정함으로써 피폭선량을 알 수 있는 개인 방사선 방호 감시 기구
   cf. 포켓선량계 (Pocket dosimeter)

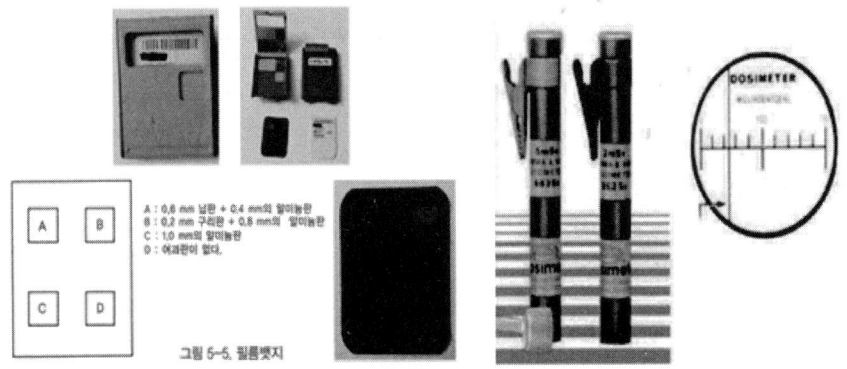

그림 5-5. 필름뱃지

■ 전기 위험 요소
   - 젖은 손으로 전기기구를 만지지 말 것
   - 전기코드의 노후화와 과부하 여부를 지속적으로 관찰
   - 전기기구는 접지장치가 있는 것을 사용
   - 전기쇼크를 포함한 사고시 즉시 전원 차단

■ 화재/폭발 위험 요소
   - 화재시 행동요령 : RACE 요령
     1) 구조 (Rescue) : 위험에 처한 사람을 구조하라

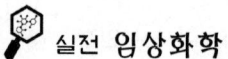

2) 경보 (Alarm) : 화재 경보 시스템을 작동시켜라
3) 봉쇄 (Contain) : 영향이 미치는 곳의 모든 문을 닫는다
4) 소화 (Extinguish) : 가능하면 소화를 시도하고 그렇지 않으면 탈출

- 소화기 작동 순서 : PASS 과정
  1) 안전핀을 뽑으라 (Pull in)
  2) 화염의 아래쪽을 겨냥 (Aim at the base of the fire)
  3) 손잡이를 꽉 쥔다 (Squeeze handles)
  4) 호스를 좌우로 돌리면서 분사 (Sweep nozzle side to side)

화재 종류에 따른 적용 소화기

구분	A급 화재	B급 화재	C급 화재	D급 화재
명칭	일반 화재	유류·가스화재	전기 화재	금속 화재
가연물	목재,종이,섬유,석탄등	각종 유류 및 가스	전기기기,기계,전선등	Mg분말, Al분말 등
유효 소화효과	냉각 효과	질식 효과	질식·냉각 효과	질식 효과
적용 소화제	• 물 • 산·알칼리소화기 • 강화액 소화기	• 포말 소화기 • CO_2 소화기 • 분말소화기 • 증발성액체 소화기 • 할론1211 • 할론1301	• 유기성 소화기 • CO_2 소화기 • 분말 소화기 • 할론1211 • 할론1301	• 건조사 • 팽창 진주암

■ 물리적 위험 요소

II. 검사실 안전

실무역량 다지기 실습 : 물질안전자료 준비하기

▶ 검사실에서 사용하고 있는 화학약품을 선택하여 물질안전자료(MSDS)를 검색하여 아래 내용을 작성하고 예시와 같은 경고표지를 만들어 보자.

[예시]

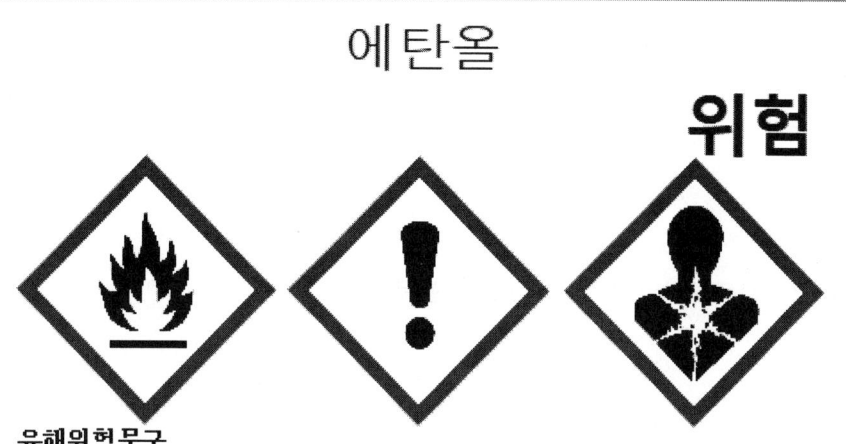

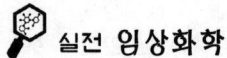 실전 임상화학

I. 물질안전보건자료를 이용하여 아래의 내용을 채워보시오.

1. 화학제품과 제조회사 정보
   ▶ 물질명 :
   ▶ 제조회사 :
   ▶ 공급회사 :

2. 유해·위험성
   ▶ 분류

   ▶ 예방조치문구를 포함한 경고표지 항목

3. 응급조치 요령

II. 검사실 안전

II. 물질안전보건자료의 내용을 포함하는 경고표지를 작성하여보자.

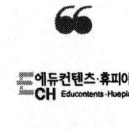

III. SI 단위와 단위변환

검사실에서는 검사결과를 정성적 또는 정량적으로 표시하고 있으며, 정량적인 결과를 표시하기 위해서 여러 종류의 단위를 사용하고 있다. 과거부터 사용하고 있는 관용적인 단위를 사용하는 경우도 많이 있어서 검사실 간의 공유에 어려움이 있는 경우가 있다. 이에 최근에는 단위의 통일을 위해서 국제단위계 (International system, SI)를 사용할 것을 권고하고 있다.

■ 측정의 개념
- 정성적(qualitative) vs 정량적(quatitative)
  소변색(옅은 노랑색) vs 비중 1.015
- 측정의 구성요소
  1) 수 : 나타내고자 하는 측정값의 수치
  2) 단위(unit) : 수를 비교할 때 사용되는 척도
- 과학적 표기법
  1) 수의 차이가 큰 경우 비교의 편의성을 위해서 지수의 곱으로 표기

  $$1{,}250 \text{ mg/dL} = 1.25 \times 10^3 \text{ mg/dL}$$
  $$0.0125 \text{ mg/dL} = 1.25 \times 10^{-4} \text{ mg/dL}$$

  2) 측정의 불확실성
  측정도구의 정밀도에 따라서 측정값의 정확도가 차이가 발생
  ➔ 정확한 측정값을 표현하기 위해서 유효숫자를 사용
  3) 유효숫자의 의미
  반복 측정한 숫자 중 정확한 측정값을 나타내기 위해 표기되는 숫자
  ➔ 모든 확실한 숫자와 첫 번째 불확실한 숫자를 의미

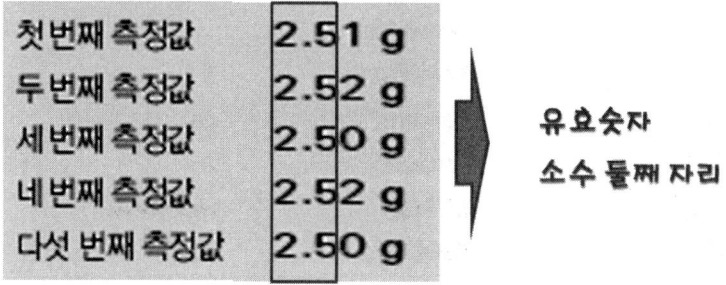

  4) 유효숫자를 나타내는 법칙
    ① 0이 아닌 정수는 모두 유효 숫자   ex] 1.432   4개

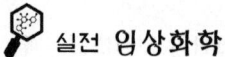

② 0의 경우에는 크게 3가지 법칙
  ㄱ) 0이 아닌 정수사이에 0은 모두 유효 숫자
  ㄴ) 단순히 자리수를 나타내기위한 0은 유효 숫자 아님
  ㄷ) 자리수를 나타낸 숫자라도 맨 끝에 소수점이면 유효 숫자
  → 1.0021 / 0.0025 / 1.250 / 1,250

■ 측정 단위
  - 단위 접두어의 의미
    → 단위가 너무 크거나 작은 경우에 접두어를 사용하여 간단히 표현
  - 단위 접두어의 종류

접두어	기호	의미	과학적 표기법
Mega(메가)	M	1,000,000	10^6
Kilo(킬로)	k	1,000	10^3
desi(데시)	d	0.1	10^{-1}
centi(센티)	c	0.01	10^{-2}
milli(밀리)	m	0.001	10^{-3}
micro(마이크로)	μ	0.000001	10^{-6}
nano(나노)	n	0.000000001	10^{-9}

  - SI 단위의 종류
    1) 기본 SI 단위

물리적인 양	단위 이름	단위 표기
질량	Kilogram(킬로그램)	kg
길이	Meter(미터)	m
시간	Second(초)	s
온도	Kelvin(켈빈)	K
광도	Candela(칸델라)	cd
전류	Ampere(암페어)	A
물질량	Mole(몰)	mol (mole)
촉매량	Katal(카탈)	kat

III. SI 단위와 단위변환

2) 유도 SI 단위

물리적인 양	단위 이름	단위 표기
부피	Cubic meter(입방 미터)	m^3
밀도	Kilogram per cubic meter(입방 미터 당 킬로그램)	kg/m^3
에너지	Joule(줄)	J
압력	Pascal(파스칼)	P
전력량	Watt(와트)	W
전압	Volt(볼트)	V
저항	Ohm(옴)	Ω
힘	Newton(뉴턴)	N

- 길이와 부피의 기본 단위
  1) 길이 기본 SI단위 : 미터(meter, m) ➔ cm, mm, um 등
  2) 부피 기본 SI단위 : 입방미터(m^3) ➔ mm^3, L, dL, mL 등
- 온도의 기본 단위와 환산

$$T_K(켈빈\ 온도) = T_{°C}(섭씨\ 온도) + 273$$
$$T_{°F}(화씨\ 온도) = T_{°C}(섭씨\ 온도) \times 1.80 + 32$$
$$T_{°C}(섭씨\ 온도) = [T_{°F}(화씨\ 온도) - 32]/1.80$$

- 밀도
  1) 주어진 부피 안에 존재하는 물질의 양 단위 부피당 질량

$$밀도(density,\ D) = \frac{질량(mass,\ M)}{부피(volume,\ V)}$$

  2) SI단위 : 밀리리터 당 그램(mililiter per gram, mL/g)
  cf. 비중(specific gravity)
      물의 밀도에 대한 물질의 상대 비로 단위가 없음

■ 용액의 조성에 따른 정의
- 포화(saturated)
    정해진 온도에서 용해될 수 있는 최대한의 용질이 모두 포함된 상태
- 불포화(unsaturated)
    용액 내 용질이 더 용해될 여지가 남은 경우
- 용액 제조 : 항상 농도가 균일한 화합물로 제조

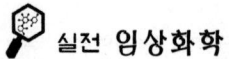

■ 용액의 농도
- 퍼센트 용액
  1) 부피 백분율 : 용액 100mL당 포함된 용질의 mL수
  2) 질량 백분율 : 용액 100g당 포함된 용질의 g수
  3) 질량/부피 백분율 : 용액 100mL당 포함된 용질의 g수
- 몰농도 (molarity, M)
  1) 몰(mole)
     일정한 온도와 압력에서 기체의 부피가 같을 때 그 기체 안에 포함된 입자의 수로 6.02×10^{23}개를 의미
  2) 몰질량 : 1몰의 무게
  3) 몰 농도 : 용액의 부피 1리터에 녹아 있는 용질의 몰 수

$$몰농도(M) = \frac{용질의\ 몰\ 수(mol)}{용액의\ 부피(L)}$$

$$몰농도(M) = \frac{[용질의\ 질량(g)/용질의\ 분자량(M.W.)]}{용액의\ 부피(L)}$$

- 몰랄 농도
  용매 1kg을 기준으로 용액에 포함된 용질의 몰 수
- 노르말 농도
  1) 당량의 개념
     산이나 염기 1mol을 생성할 수 있는 산이나 염기의 질량(g)
     ex] 염산(HCl) vs 황산(H_2SO_4)
  2) 노르말 농도
     용액 1L당 포함된 용질의 당량 수 (단위, N or Eq/L)

$$노르말\ 농도(N,\ Eq/L) = \frac{용질의\ 당량\ 수(Eq)}{용액의\ 부피(L)}$$

$$노르말\ 농도(N,\ Eq/L) = \frac{[용질의\ 질량(g)/용질의\ 당량(E.W.)]}{용액의\ 부피(L)}$$

  3) 중화반응에는 노르말 농도를 사용

■ 농도의 단위 변환
- 용액의 희석
  1) 저장액 (stock solution)
     저농도로 제작하기 힘든 용액을 제조하기 위해서 고농도로 제조한 용액으로 사용액을 제조할 때 사용

2) 사용액 (working solution)
   저장액을 희석하여 실제 사용하는 용액의 농도로 제작한 용액
3) 희석
   저장액에 용매를 첨가하여 사용액으로 만드는 것
   → 용질의 질량에는 변화가 없음

$$용액의\ 농도(Concentration,\ C) = \frac{용질의\ 질량(mass,\ M)}{용액의\ 부피(volume,\ V)}$$

$$용질의\ 질량(M) = 용액의\ 농도(C) \times 용액의\ 부피(V)$$

4) 희석량을 계산하는 공식유도

   희석 전 용액: 용질의 질량(M_1) = 용액의 농도(C_1) × 용액의 부피(V_1)
   희석 후 용액: 용질의 질량(M_2) = 용액의 농도(C_2) × 용액의 부피(V_2)

   → 용액의 농도(C_1) × 용액의 부피(V_1) = 용액의 농도(C_2) × 용액의 부피(V_2)

- 용액 반응의 화학량론 : 농도변환
- 수화염

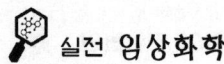 실전 임상화학

☺ 실무역량 다지기 실습 : 농도계산과 단위전환

▶ 아래의 농도계산과 단위간의 전환에 대한 문제를 풀어보자.

01. 증류수 100ml에 NaOH 10g을 녹였다. 이 용액의 퍼센트 농도와 몰농도를 구하시오.

02. NaCl 29.25g/L 용액의 퍼센트 농도와 몰농도를 구하시오.

03. NaCl 58.5g을 증류수에 녹여 500ml로 만들었다. 이용액의 퍼센트 농도와 몰농도는 얼마인가? (단, NaCl의 분자량은 58.5)

III. SI 단위와 단위변환

04. 혈청 칼슘 농도가 20mg/dL이다. 이것을 mEq/L로 나타내라.

05. 어떤 환자의 검체에서 혈당을 측정한 결과가 90mg/dL였다. 이것을 SI단위로 변환하여라.

06. 95% 농황산을 가지고 2M H2SO4 300mL을 만들고자 한다. 농황산은 얼마나 필요한가? 단, 황산이 비중은 1.84이다.

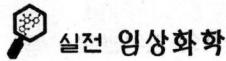 실전 임상화학

07. 심한 당뇨병 환자의 혈청 1mL에 증류수 9mL을 첨가하여 검사한 결과치가 40 mg/dL로 나왔다. 이 환자의 실제 결과치를 SI 단위로 나타내면 어떻게 되는가?

08. 시약을 조제하기 위해서 Na_2SO_4 12.0g이 필요하다. 그러나 검사실에는 $Na_2SO_4 \cdot 10H_2O$만이 있다면 $Na_2SO_4 \cdot 10H_2O$를 몇 g을 사용해야하는가?

09. 95% 알코올 용액으로 70% alcohol 용액 1L를 만들려고 한다. 이때 증류수는 몇 ㎖가 필요한가?

III. SI 단위와 단위변환

10. 2M H_2SO_4 10㎖를 중화하는데 1M NaOH 몇 ㎖가 필요한가?

11. 2N NaOH 1 : 10으로 희석한 후 다시 5배 희석한 용액의 농도는?

12. 무수알코올로 70% 알코올 500㎖를 제조할 때 필요한 증류수의 양은?

IV. 용량기구 및 일반기구

검사실에서 시행되는 각종 검사들에서 그 결과의 신뢰성을 얻기위해서는 사용되는 시약과 검체의 정확한 용량 측정이 매우 중요하다. 따라서 용량기구의 정확한 사용법과 검정방법을 숙지하여 정확하게 실시하는 것이 매우 중요하다. 용량기구들의 용량을 표시하는 방법에는 수용(to contain, TC, E/In)과 출용(to deliver, TD, A/Ex)이 있다. 수용 용량기구의 눈금은 담겨진 용액의 양을 의미하기 때문에 담겨진 마지막 방울까지 모두 포함되어야 정확한 용량을 취할 수 있다. 그에 비해 출용 용량기구의 눈금은 자연스럽게 흘러보낼 때 기구면에 묻게되는 양을 고려하여 눈금을 표시하고 있다. 그리고 용량기구의 정확한 용량 측정을 위해서는 표시된 눈금을 정확하게 읽는 것도 매우 중요하다. 측정하는 용액의 성질에 따라 담겨진 용액에 대한 눈금의 해석에는 메니스커스(meniscus)를 고려해야한다.

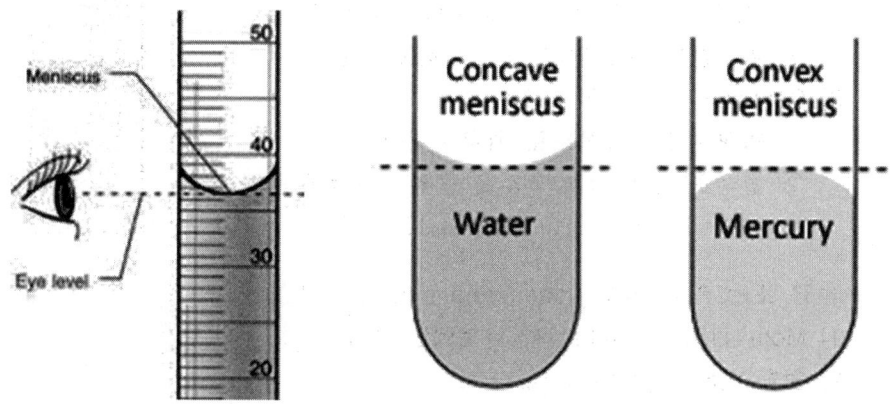

[그림 3-1 용량 기구의 메니스커스]

■ 피펫 (Pipette)
  - 용량 표시
    1) TC (To contain) = I (Eingus)
      ① 표시된 눈금이 피펫에 담겨진 용량을 의미
      ② wash out 벽면에 묻은 용액을 모두 씻어내라는 의미
      ③ etched ring = blow out : 마지막 방울까지 불어내라는 의미

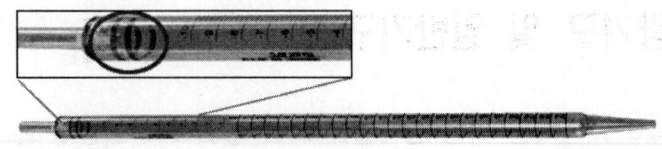

2) TD (To deliver) = A (Ausgus)
   ① 표시된 눈금이 피펫에 담긴 용액을 자연스럽게 내보내서 옮겼을 때의 용량을 의미
   ② no blow out / blow out

- 이동 피펫 (Transfer pipette)

  1) 하나의 알려진 액체의 용량을 옮기는데 사용
  2) 용량 피펫 (volumetric pipette) : TD
     ① 눈금이 한 개 이며, 가운데에 팽대부가 있는 구조
     ② 일정한 속도로 정확한 양이 배출
        cf. "Ex+15s": 용액의 배출속도가 15초
     ③ 관리혈청, 표준용액, 시약제조에 사용
  3) Ostwald-Folin 피펫 : TD
     ① 팽대부가 아래쪽으로 치우친 구조
     ② 혈액과 같은 점성 액체를 정확히 측정하는데 사용
     ③ etched ring이 있어 blow out이 필요

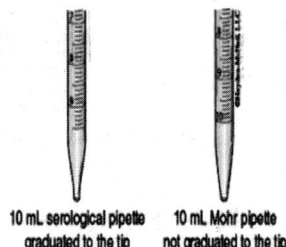

- 눈금 또는 측정 피펫 (measuring pipette) : TD
  1) Mohr 피펫 : 눈금이 원통부분에만 존재
  2) 혈청피펫 (serological pipette)
     ① 피펫 끝까지 눈금 표시
     ② etched ring이 존재 blow-out

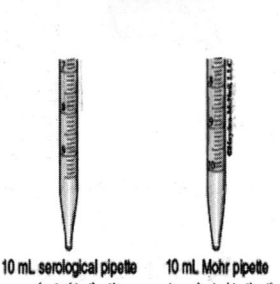

- 이동 및 측정 피펫 사용법
  ➔ pipette filler 또는 pipette aid 사용

IV. 용량기구 및 일반기구

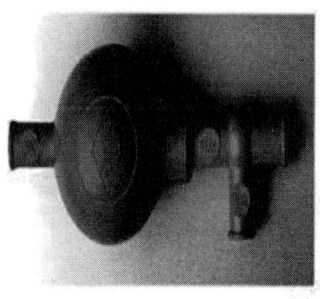 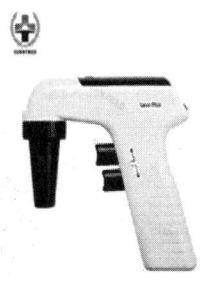 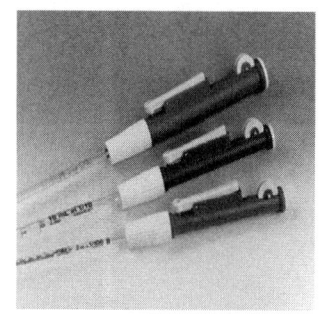

- 마이크로 피펫 (micro pipette) : TC
  1) 마이크로 리터(uL) 단위의 소량의 액체 부피 측정에 사용
  2) 미량으로도 영향이 크므로 wash out이 필요
  3) 종류 : 싱글 채널 / 멀티 채널

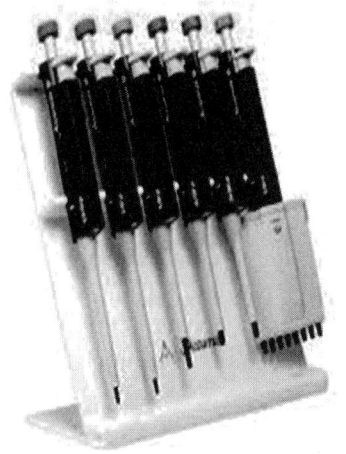 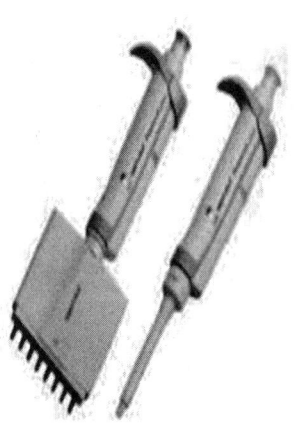 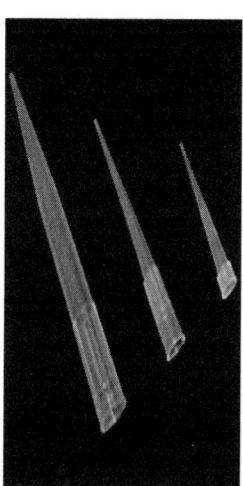

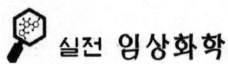 실전 임상화학

4) 마이크로 피펫의 구조

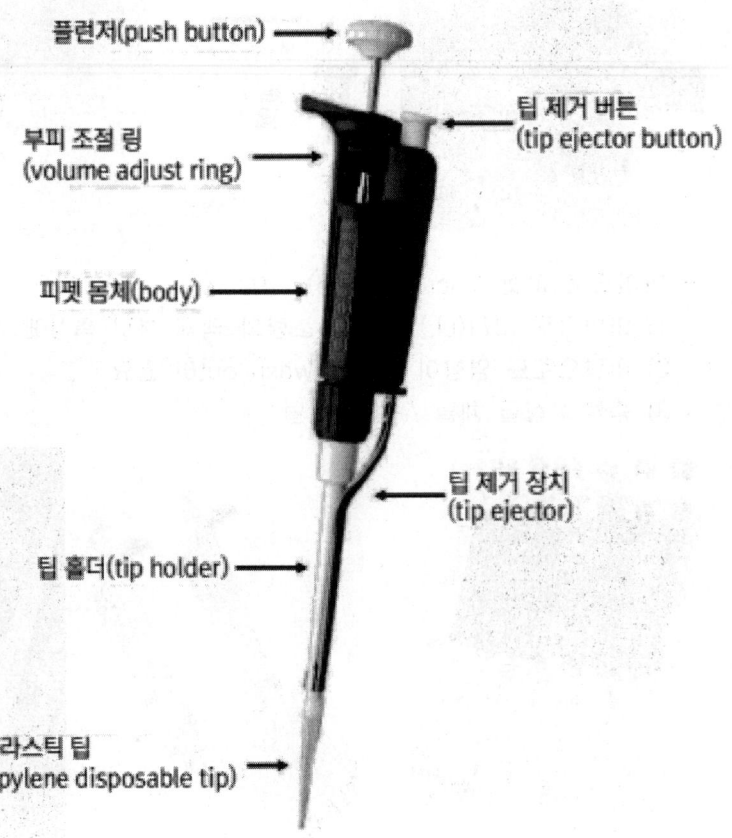

IV. 용량기구 및 일반기구

5) 마이크로 피펫의 사용법

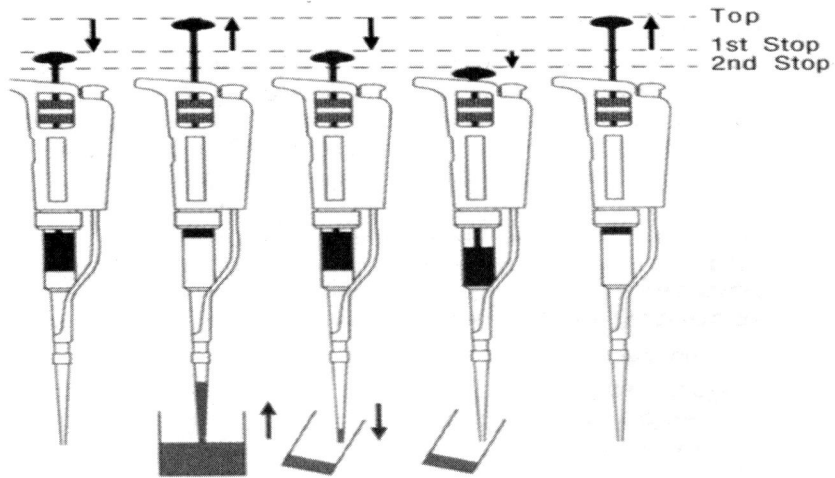

① 준비과정 (Preparation)
피펫을 수직으로 잡고 1st stop지점까지 plunger button를 천천히 누른다.

② 흡입 (Aspiration)
피펫팁을 액체에 담그고 원래의 위치까지 천천히 plunger button 을 놓아준다. 모든 액체가 팁으로 충분히 올라올 수 있도록 1초 정도 기다린다.

③ 분배 (Distribution)
피펫팁을 분해할 용기의 안쪽 벽면에 10-45도 정도 기울여서 plunger button을 1st stop지점까지 눌러서 액체를 분배한다.

④ 재흡입 (Re-aspiration)
만약 동일한 시료이기에 팁을 그대로 다시 사용하기 원한다면 plunger button을 1st stop지점에서 그대로 유지시킨 후 2번 과정부터 다시 시작한다.

⑤ 배출 (Purge)
1초정도 기다린 후에 plunger button 을 2nd stop지점까지 눌러서 팁에 남아있는 용액의 한방울까지 밀어낸다. 피펫팁을 재사용하지 않는다면 팁을 용기 벽면을 쓸어 올리면서 벽면에서 떼어낸 후 제거한다.

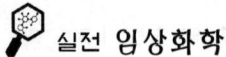 실전 임상화학

6) 피펫 사용시 주의사항
① 각 micropipette의 권장하는 눈금 범위 밖으로 돌리지 않는다.
② 누르다가 걸리는 곳(1st stop)까지가 정확한 용량이고, 더 눌러지는 것(2nd Stop)은 잔류 용량을 불어내기 위함이다.
③ 용액을 취할 때와 옮길 때는 천천히 버튼을 조작한다.
④ 용액이 담긴 상태로 꺼꾸로 세우지 않는다.
⑤ 유기 용매를 다룰 때는 특히 조심한다.
⑥ micropipette 사용 시에는 눈앞에서 시행함이 원칙이다.
⑦ 사용 후 maximum volume으로 풀어 놓는다.

■ 용량플라스크 (volumetric flask)

- 정확한 용량을 측정하는데 사용
- 1~4,000mL까지의 다양한 용량을 사용
- 표준액 등의 정확한 용량의 시약제조
- 온도의 영향을 받음
  → 용액제조시 실온 상태 유지가 중요

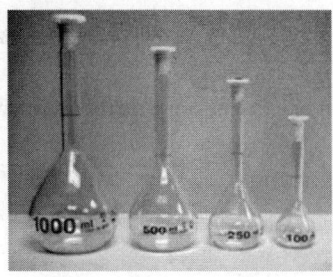

■ 뷰렛 (buret)

- 산-염기 적정시 사용
- 1~100mL까지 다양한 형태

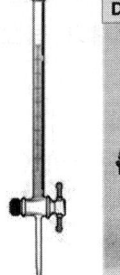 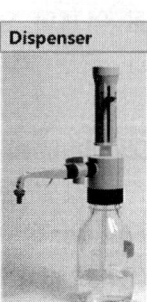 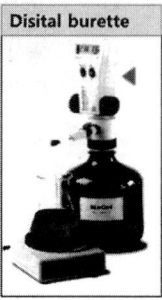

■ 눈금 실린더

- 고도의 정확도를 요구하지 않는 부피 측정시 사용
- 사용 목적에 따라 TC, TD 모두 사용 가능
- 10~1,000mL까지 다양한 크기

■ 분주기 (Dispenser)

- 자동 또는 수동으로 정해진 부피의 액체를 분주하는 장치
- 0.5uL~10mL 이상까지 다양한 부피 사용 가능

IV. 용량기구 및 일반기구

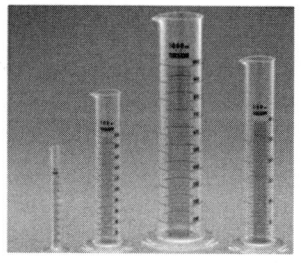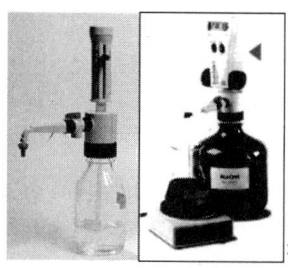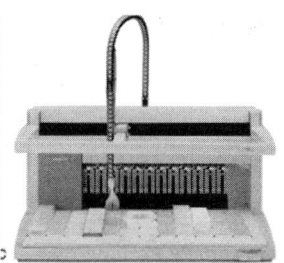

■ **용량기구의 검정**
- 진단검사의 신뢰도의 향상을 위해서 용량기구는 정기적으로 검정함
- 피펫 검정
    1) TC 피펫 (수은), TD 피펫 (증류수)
    2) 마이크로 피펫 : 증류수로 검정

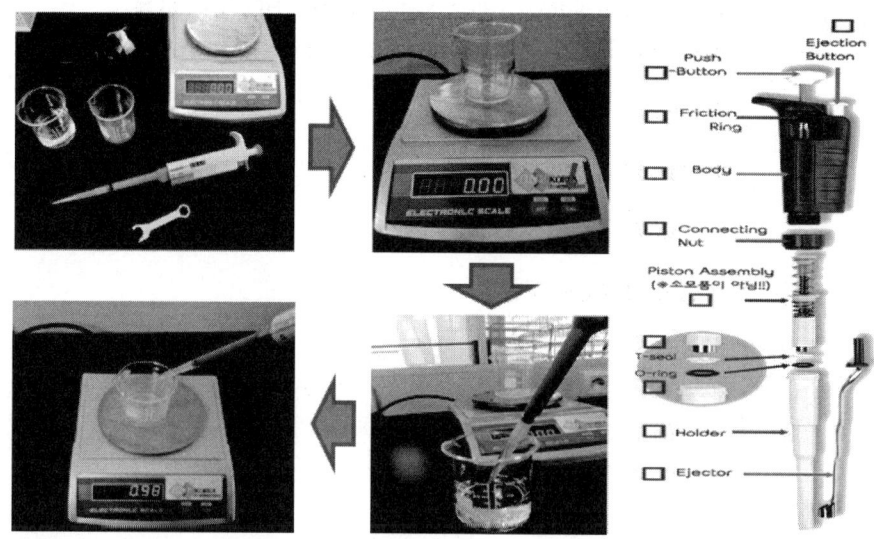

- 용량 플라스크 : 피펫과 동일방식으로 증류수로 검정

■ **용량기구의 세척**
- 사용 후 바로 적절한 세정액(중크롬산 용액 등)을 이용하여 세척
- 세척 후에 수돗물로 충분히 씻고 마지막엔 증류수나 탈이온수로 행굼
- 적절한 온도의 건조기에서 건조
- 미량 금속분석 시 50%(v/v) 질산용액(HNO_3)에 2시간이상 담근후 증류수 세척
- 초음파 세척기

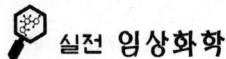

■ 원심분리기
  - 정의 : 구성물질의 질량에 따른 상대원심력의 차이를 이용하여 물질을 분리하는 장비
  - 진단검사실에서 원심분리의 용도
    1) 혈장 또는 혈청 성분을 얻기 위한 혈액으로부터 세포 성분의 제거
    2) 현미경 검경 또는 화학분석을 위해 세포 성분 및 다른 체액의 농축
    3) 분석용 검체로부터 화학적으로 침전된 단백질 제거
    4) 면역화학 및 기타 분석에서 유리 리간드로부터 단백질 또는 항체 결합 리간드 분리
    5) 액체에서 유기용매로 체액 내의 용질 추출
    6) 혈장 또는 혈청의 기타 구성 성분 및 지단백으로부터 지질 성분 분리
  - 원리
    1) 상대원심력 (relative centrifugal force, RCF)을 이용
       ➔ 중력(G)보다 큰 횟수로 표시 (ex. 500 x G)
    2) 계산법

       $$RCF = 1.118 \times 10^{-5} \times r \times rpm^2$$

       ▶ 1.118×10^{-5} : 각속도상수
       ▶ r : 로터의 반경
       ▶ rpm : 분당회전수

    3) 원심분리기 RCF 계산용 노모그램

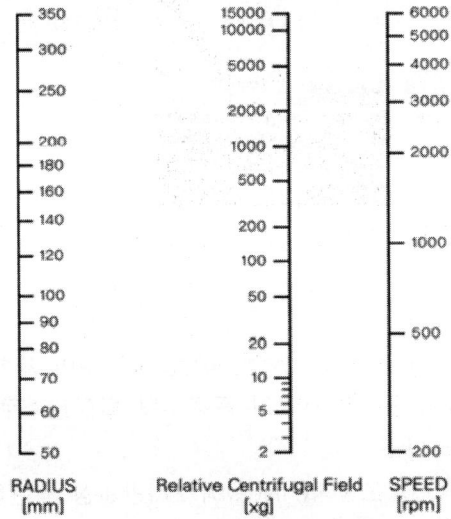

  - 입자를 침전시키기 위해 필요한 시간에 영향을 주는 인자
    ➔ 회전속도, 회전 반지름, 침전물에 의해 이동한 실제 경로 길이

IV. 용량기구 및 일반기구

- 원심분리기 변경시 고려사항 : RPM, 시간
  cf. 시간은 작동 속도 도달시간을 포함, 감속 시간은 제외

$$\text{rpm (alternate rotor)} = 1{,}000 \times \sqrt{\frac{\text{RCF, original rotor}}{11.18 \times [r\ (cm),\ \text{alternate rotor}]}}$$

$$\text{time (alternate rotor)} = \frac{\text{time} \times \text{RCF (original rotor)}}{\text{RCF (alternate rotor)}}$$

- 로터의 유형
  스윙 버킷, 고정 각-헤드, 수직 헤드, 수평 헤드, 각 헤드 등

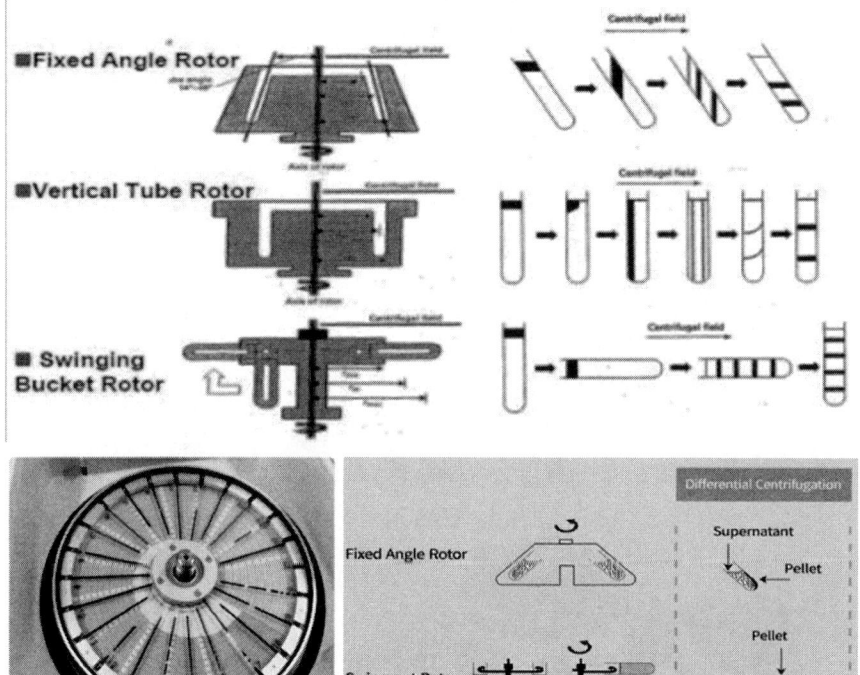

- 종류
  1) 저속 원심분리기
    ① 일반적인 원심분리기로 10,000rpm 미만으로 사용
    ② 로터 : 각 헤드, 스윙 버킷
    ③ 혈장 또는 혈청 분리, 요침사 검사, 면역침강반응 등

실전 임상화학

2) 고속 원심분리기
   ① 10,000~30,000rpm으로 냉각장치 동반
   ② 로터 : 수평 헤드, 고정-각-헤드
   ③ 단백질, 핵산 등의 분리
3) 초고속 원심분리기
   ① 혈청 내 지단백 분획 분리, 세포막 수용체 분석 등
   ② 최대 100,000rpm, 냉각장치, 진공장치
   ③ 로터 : 고정-각-헤드, 수직 헤드
- 사용시 주의사항
   1) 권장 시험관 사용
      ① 재질 : 폴리프로필렌 (5,000 x g) → 깨짐에 의한 오염 주의
      ② 모양 : 상청액 필요시 원추형
      ③ 길이 : 수평을 유지하기에 적당
   2) 원심분리를 정지하고 뚜껑을 연다
   3) 적당한 상대원심력을 사용(5%이내)
      cf. 타코미터 (tachometer)
   4) 시간 체크 : 대조 타이머와 10%이내
   5) 온도변화 : 최대 5℃ 상승 → 냉각장치

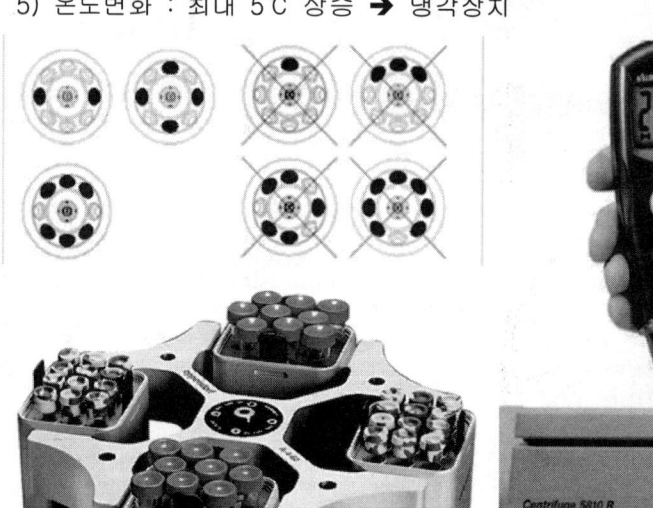
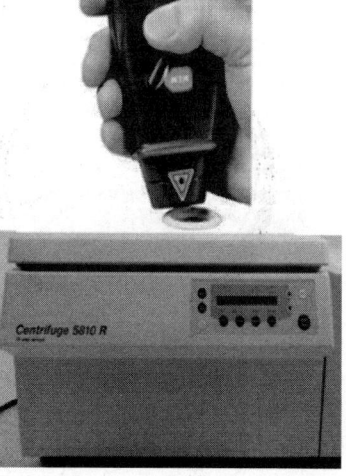

IV. 용량기구 및 일반기구

■ 중량 측정 기구
- 무게를 계측하는 기구
- 계량 원리
    1) 계량되는 물체의 무게와 동일하게 분석용 추를 추가하는 방법
    2) 계량하려는 물체를 미리 설정된 무게로 평형을 이루기 위해 저울판에 올리는 방법
        cf. 테어링(taring) : 용기무게를 제거
- 기계식 저울 : 더블 팬 저울 / 싱글 팬 저울
- 전자식 저울 : 전자기력을 사용하여 무게를 계측

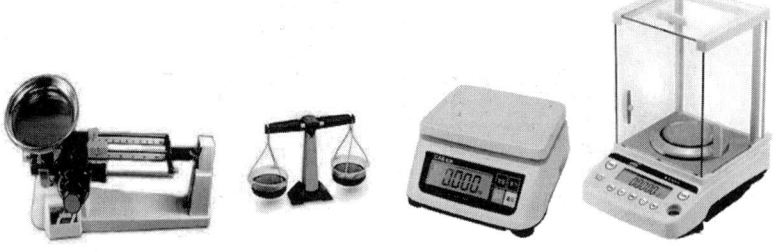

- 저울의 검정 : 저울 분동
    1) 더블 팬 저울에서 측정된 물체의 무게 균형
    2) 저울을 검정하는데 이용
    3) 황동 또는 스테인리스 스틸의 재질

        cf. S등급 (백금 또는 알루미늄)
          - 1~5g : ±0.054mg
          - 100~500mg : ±0.025mg
          - 1~50mg : ±0.014mg

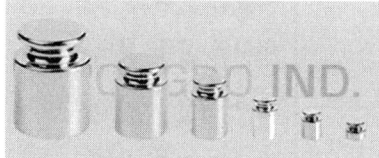

■ pH 측정기
- 용액내의 수소 이온의 농도를 측정하는 기구
    → 기준전극과 지시전극사이의 전위차를 이용한 수소 이온의 농도 측정
- 기준전극 (reference electrode)
    1) 용액의 pH와 무관하게 일정한 전위차를 가짐
    2) 은/염화은 전극 또는 calomel(수은/염화수은) 전극
- 지시전극 (indicater electrode)
    1) 유리전극
        ① H^+을 선택적으로 통과시켜서 기준전극과의 전위차를 유발
        ② 25℃에서 pH 1의 변화시 59.15mV의 전압변화

실전 임상화학

2) 온도의 영향을 받음 : 1℃ 상승할 때 마다 pH 0.015 감소
- pH 전극의 구조

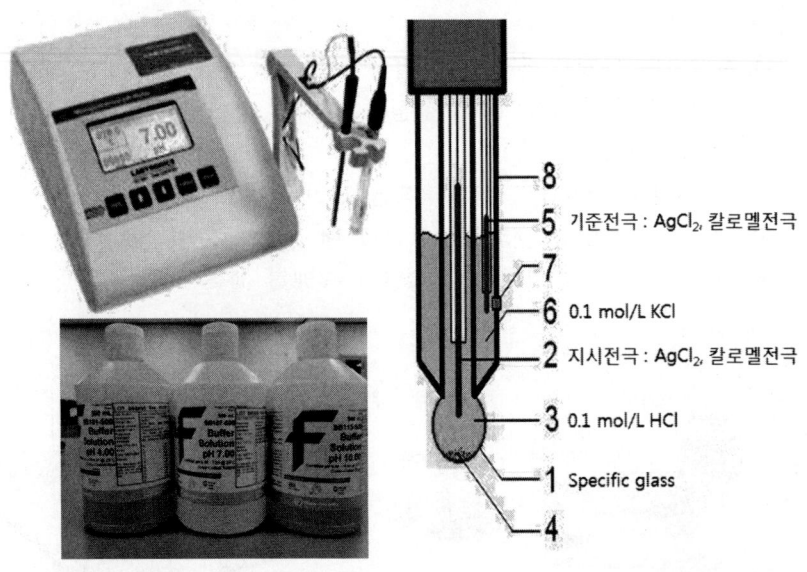

- pH 표준 용액

명 칭	조 성	pH(25℃)
옥살산염 표준 용액	옥살산칼륨	1.68
프탈산염 표준 용액	프탈산수소칼륨	4.01
인산염 표준 용액	인산일칼륨, 인산이나트륨	6.86
붕산염 표준 용액	붕산나트륨	9.18
탄산염 표준 용액	탄산수소나트륨, 탄산나트륨	10.02

IV. 용량기구 및 일반기구

◉ 실무역량 다지기 실습 : 피펫 사용 및 검정

I. 아래의 파이펫 작동 그림을 보고 각 과정에 대해서 간단히 정리해보자.

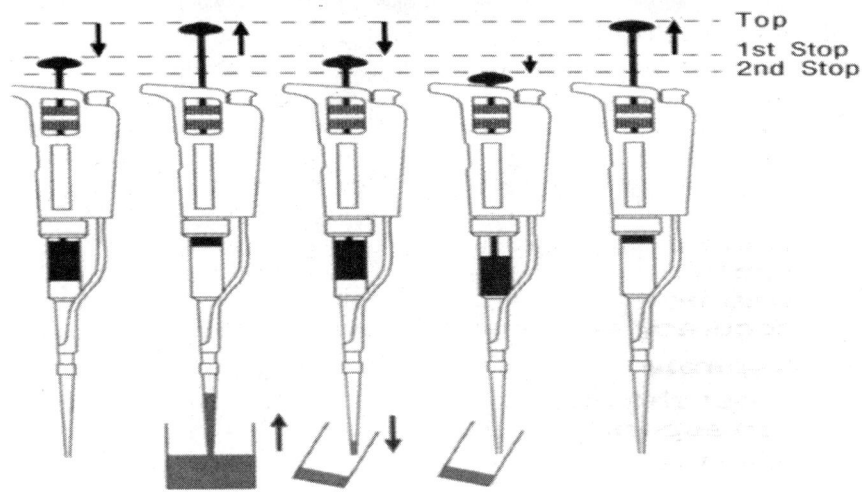

Preparation   Aspiration   Distribution   Purge   Home

(1) 준비과정(preparation)

(2) 흡입(Aspiration)

(3) 분배(Distribution)

(4) 재흡입(Re-aspiration)

(5) 배출(Purge)

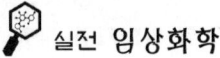 실전 임상화학

II. 다음은 여러 종류의 파이펫의 눈금부분을 보여주고 있다. 그림을 참고 하여 아래 빈칸들을 채워보자.

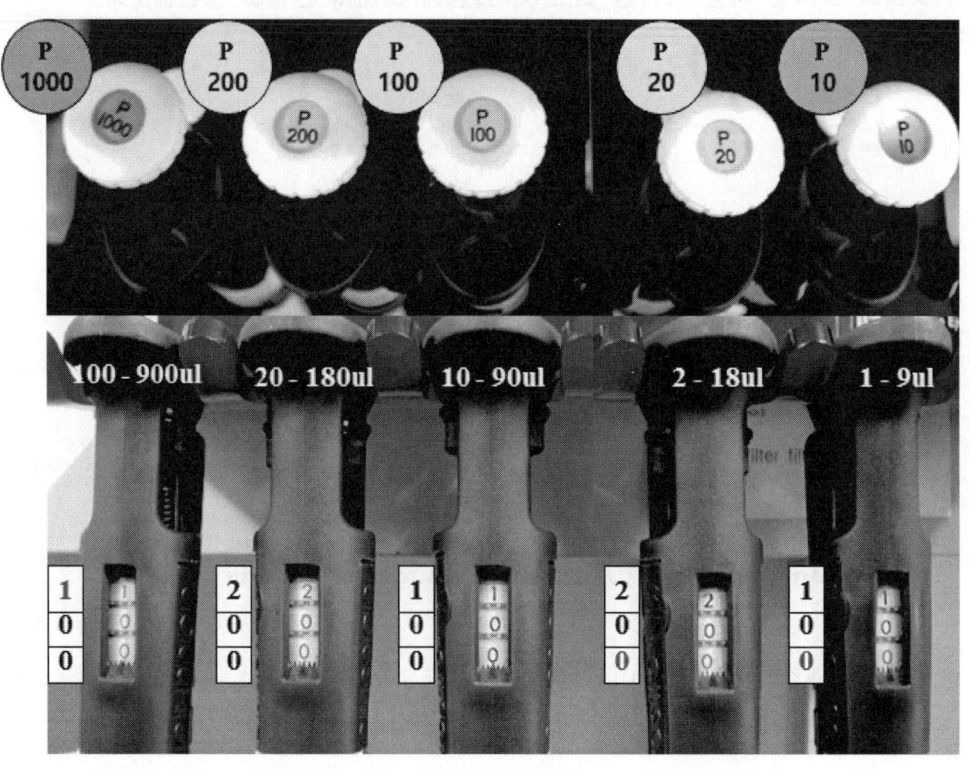

P-20	P-200	P-1000	P-200	P-1000	P -	P -	P -
0	0	0	1	0			
5	5	5	7	7			
5	5	5	8	8			
ul	ul	ul	ul	ul	670 ul	50 ul	16.5 ul

IV. 용량기구 및 일반기구

III. 지금까지 실무능력 다지기를 통해서 파이펫의 사용법과 눈금의 설정법을 배워보았다. 이제 익힌 과정의 그림과 같은 조건으로 실제 파이펫팅을 해보면서 이론으로 익힌 내용을 습득해보자.

Pipette Volume (ul)	P1000	P200	P200	P200	P1000
	1000ul	150ul	150ul	150ul	550ul

Pipette Volume (ul)	P200	P20	P20	P20	P200
	100ul	15ul	15ul	15ul	55ul

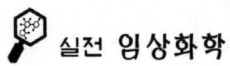 실전 임상화학

IV. 피펫을 검정하고 아래의 피펫 검정 보고서를 작성하여 보자.

파이펫 검정 보고서

검 사 일 시		검 사 자	
파이펫 넘버		검정도구	

검정 횟수	결과	파이펫 구성품 확인
No.1		
No.2		
No.3		
No.4		
No.5		
No.6		
No.7		
No.8		
No.9		
No.10		
MEAN		
SD		

점검 결과

IV. 용량기구 및 일반기구

◉ 실무역량 다지기 실습 : 완충액 제조하기

1. 완충액의 제조과정에 필요한 실험기구의 이름과 사진을 작성해보자.

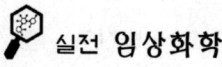 실전 임상화학

II. 제조하는 시약의 조성에 따른 각각의 시약의 필요량을 계산하여 보자.

▶ 제조하는 시약명 :

▶ 시약의 조성정보

▶ 시약별 필요량 계산

IV. 용량기구 및 일반기구

III. 완충액의 제조과정을 작성하고, 순서에 따라서 시약을 제조하는 과정의 영상을 만들어보자.

V. 광학 분석

광학분석법은 임상검사에서 가장 많이 사용되는 방법으로 에너지를 가진 전자기파의 한 형태인 빛을 이용한다. 빛은 파장에 따라 감마선, 엑스선, 자외선, 가시광선, 적외선 등으로 나뉜다.

■ 광도 측정법 및 분광광도 측정법
- 기본 개념
  1) 빛 : 에너지를 가지는 전자기파(elcetromagnetic wave)의 한 형태
     ex] 감마선 > X선 > 자외선 > 가시광선 > 적외선
  2) 빛의 종류와 파장

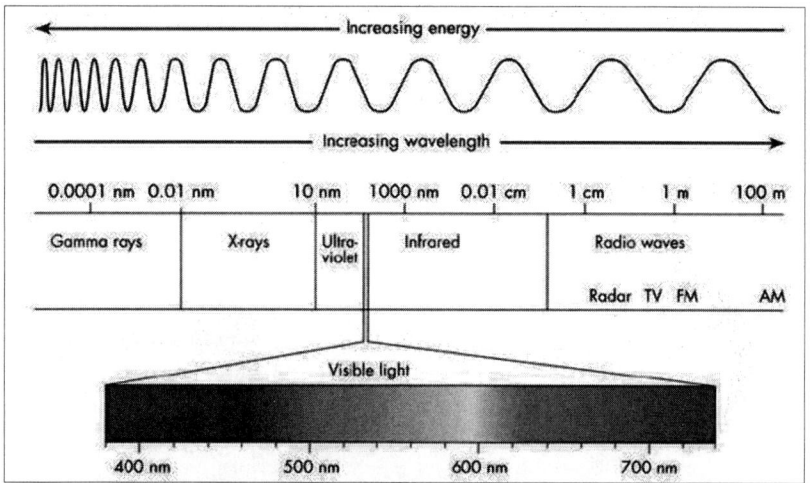

			빛의 종류	대략적인 파장(nm)
			감마선	< 0.1
			X-선	0.1~10
⇧ 에너지	⇧ 주파수	⇩ 파장	자외선	< 380
			가시광선	380~750
			적외선	>750
			라디오파	25×10^7 이상

  3) 투과율과 흡광도의 관계
     ① 입사광 (incident radiation, I_0), 투과광 (transmitted radiation, I_t)
     ② 투과율 (transmittance, T), %투과율 (percent transmittance, %T)
     ③ 흡광도 (Absorbance, A or optical density, OD)

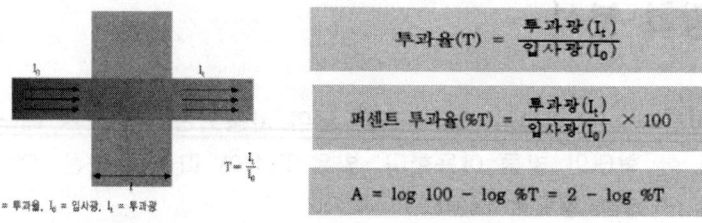

4) 람베르트법칙 (Lambert's Law)
   농도가 일정할 때 흡광도(A)는 액층의 두께(l)에 비례
5) 베르법칙 (Beer's Law)
   액층의 두께가(l) 일정할 때 흡광도(A)는 용액중의 용질의 농도(C)와 비례
6) 베르-람베르트법칙
   물질의 흡광계수(K)가 일정할 때 흡광도는 물질 농도와 큐벳(액층)의 두께와 비례

$$A = K \times l \times C$$

- 분광광도계의 기본구조

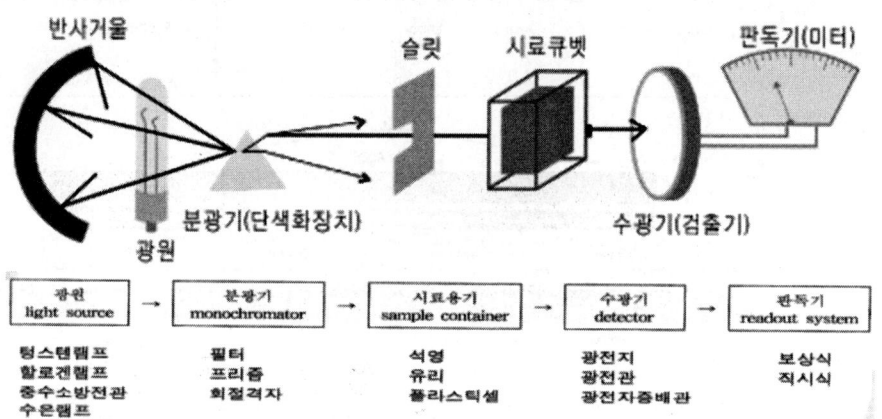

1) 광원 (Light source)
   ① 텅스텐램프나 텅스텐-할로겐램프 : 가시광선
   ② 중수소램프(350nm 이하)나 고압수소램프 : 연속스펙트럼의 UV
   ③ 저압의 수은증기램프 : UV 영역의 불연속 스펙트럼
   ④ HPLC : 강한 254nm의 공명선을 내는 수은 램프 사용
   ⑤ 광원의 검정 : 다이디뮴 필터, 산화홀뮴 필터

V. 광학 분석

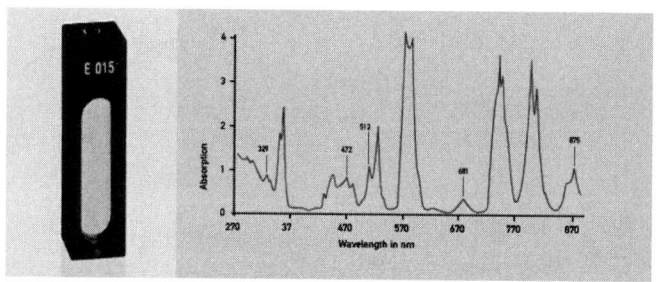

2) 집광기 (Collimator)
3) 단색화 장치 (monochromator) : 프리즘 (prism), 회절격자 (grating)

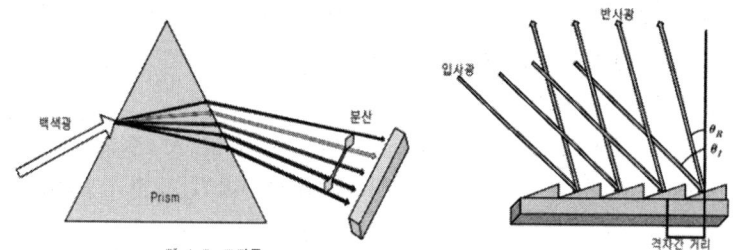

4) 슬릿 (slit)
   분산된 스펙트럼 중 특정 파장의 빛을 선택하여 통과시키는 장치
5) 샘플 큐벳 (sample cuvette)
   ① 유리 또는 플라스틱 : 가시광선, 근적외선 측정용
   ② 석영 또는 용융석영 : 자외선, 가시광선 측정용

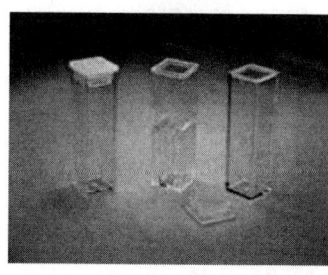 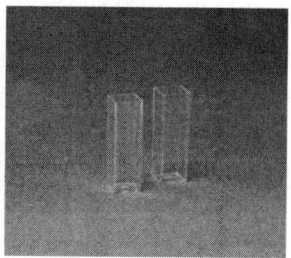

6) 검출기 (photodetector) : 빛을 전기신호로 전환 시키는 장치
   ① 광전지 (photocell, barrier cell or selenide cell)
   ② 광전관 (phototube)
   ③ 광전자증배관 (photomultiplier, PMT)
      형광광도계, 원자흡광광도계, 감마카운터 등
   ④ 광전다이오드 (photodiode) / 광전트랜지스터 (phototransister)
      실리콘, 비화갈륨, 안티몬화 인듐, 비화 인듐, 셀렌화 납, 황화납로
      구성된 반도체 기구

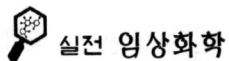

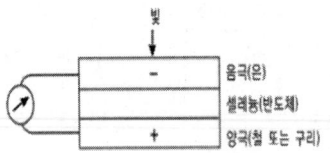
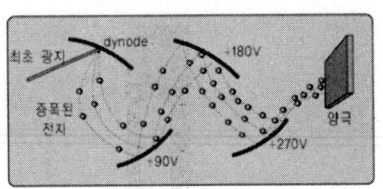

7) 판독기 (readout system)
- 분광광도계 사용 시 주의사항
  1) 광원, 파장, 큐벳의 선택이 적절해야 한다.
  2) 광원의 강도에 동요가 없는 안정된 상태에서 측정한다.
  3) 광로의 광축 중심이 적절해야 한다. 램프 교환 때 확인이 필요하다.
  4) 램프, 필터, 큐벳이 오염되지 않아야 한다.
  5) 빛이 통과하는 큐벳의 표면은 손으로 만지면 안 되고, 만진 경우에는 거즈로 깨끗이 닦는다.
  6) 큐벳은 비싸기 때문에 파손되지 않도록 취급 시 주의해야 한다.
  7) 큐벳 실은 항상 깨끗해야 하며, 사용 후 물기는 완전히 제거한다.
  8) 파장의 눈금, 직선성, 재현성 및 큐벳 간의 오차 등을 정기적으로 체크한다.
  9) 큐벳을 세척할 때는 brush로 닦지 말고, 물과 증류수로 헹구기만 한다.

■ 형광 측정법 (Fluorometry)
- 원리
  1) 어떤 분자에 일정한 파장의 빛을 조사하여 여기상태가 되었다가 기저상태로 돌아올때 생성되는 2차광인 형광을 측정
  2) 분광측정법보다 약 1,000배 높은 감도

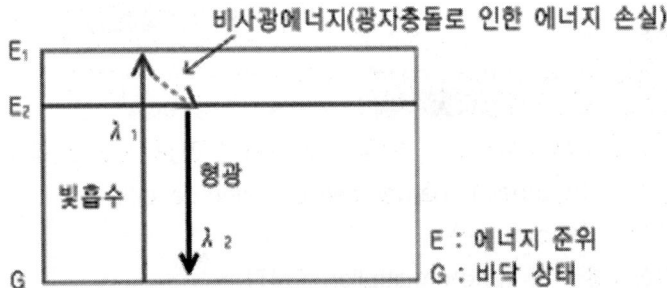

- 형광광도계의 구조

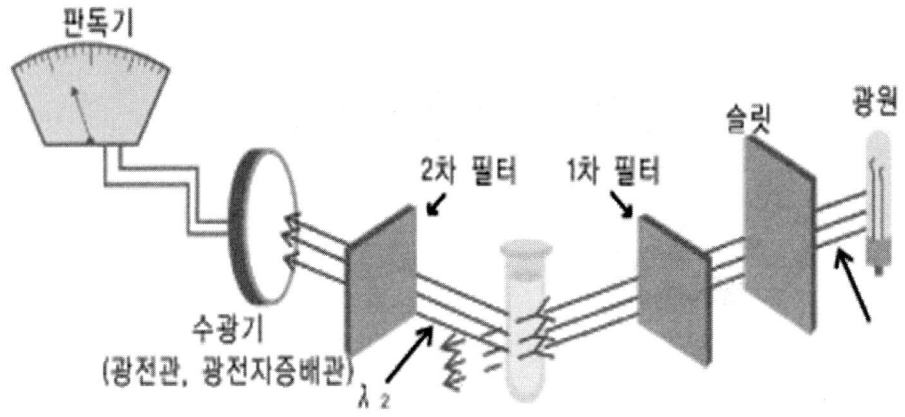

1) 광원
    ① 수은 램프 : 불연속 스펙트럼의 빛을 방출
    ② 제논 (xenon) 램프
        자외선에서 근적외선에 이르는 연속 스펙트럼의 빛 방출
2) 단색화 장치 : 회절격자, 필터
3) 큐벳 : 유리큐벳, 석영
4) 검출기 : 광원과 직각 방향에 위치, 광전자증배관 (PMT)
- 형광에 영향을 미치는 인자 : pH, 온도, 빛 노출시간, 농도

■ 원자흡광측정법 (Atomic Absorption Spectrophotometry, AAS)
- 원리
    1) 유리 금속 원자가 빛을 흡수하는 것을 측정
    2) 과정
        ① 분자를 불꽃으로 가열
        ② 유리원자로 해리되어 들뜬 상태가 됨
        ③ 빛을 방출하면서 바닥상태
        ④ 속빈 음극램프에서 방출되는 공명선을 흡수

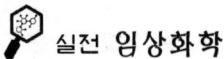 실전 임상화학

- 원자흡광광도계의 구조

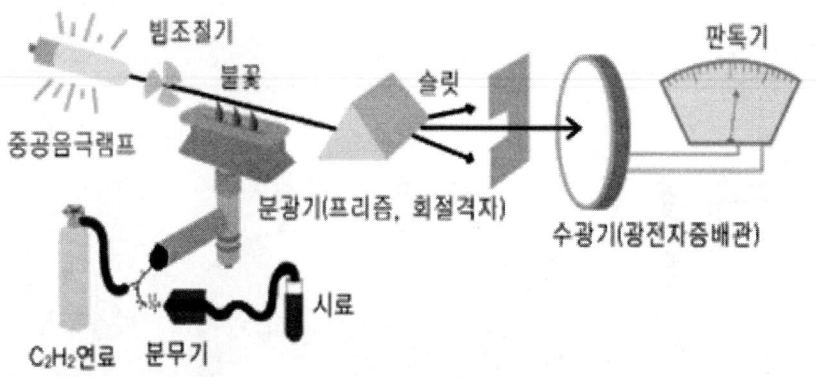

1) 연료

불꽃 속에서 원소는 여기되지 않지만, 화학결합은 끊어지고 유리전자를 끌어들여 기저상태로 됨.
① 수소가스 - 공기 (2,045℃) / 아세틸렌 - 공기 (2,300℃)
② 수소 가스 - 산소 (2,660℃) / 아세틸렌 - 산소 (3,100℃)
③ 아세틸렌 - 이산화질소 (2,750℃)

2) 광원 : 중공음극램프 (Hollow-cathode lamp)

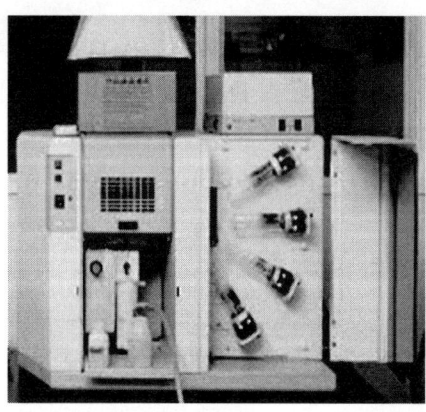 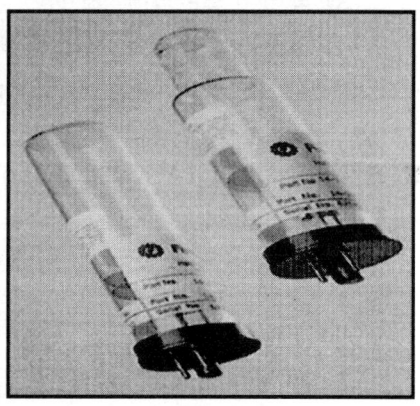

■ 반사율 광도측정법 (Reflectance photometry)

- 원리

광선을 분석할 시험지의 표면에 조사하면, 빛의 일부는 시험지상의 반응액에 의해 흡수되고, 나머지는 반사되거나 산란되는 원리

- 반사율광도계의 구조

V. 광학 분석

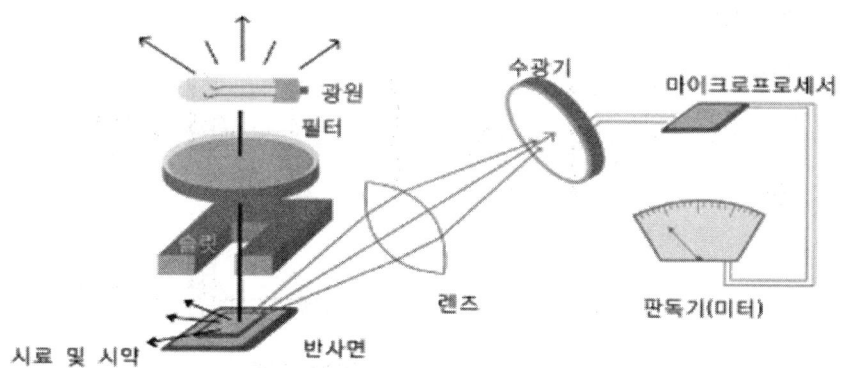

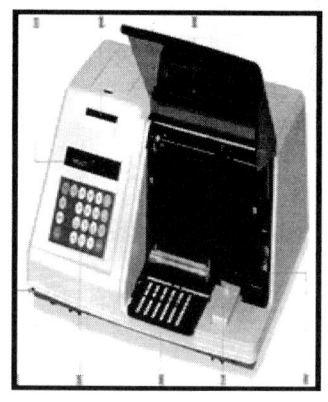
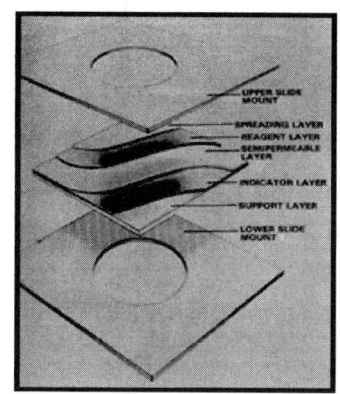

- 응용 : 요검사의 시험지법, 임상화학용 다중층 필름의 정량검사

■ **혼탁광도계 (Turbidimetry)와 산란광도계 (Nephelometry)**
- 원리
   기체나 액체 중에 부유하고 있는 입자에 빛이 도달하여 발생되는 산란현상을 이용

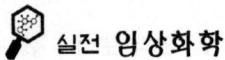

- 기본 구조

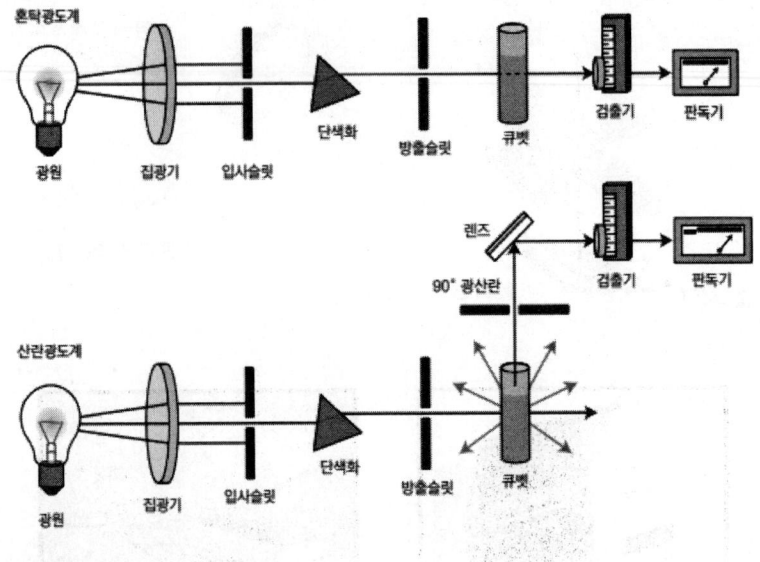

■ **화학발광 측정법 (Chemiluminescence)**
- 원리
  화학반응에 의해 생성된 들뜬 상태의 분자가 바닥상태로 떨어질 때 내는 빛을 측정
- 기본 구조

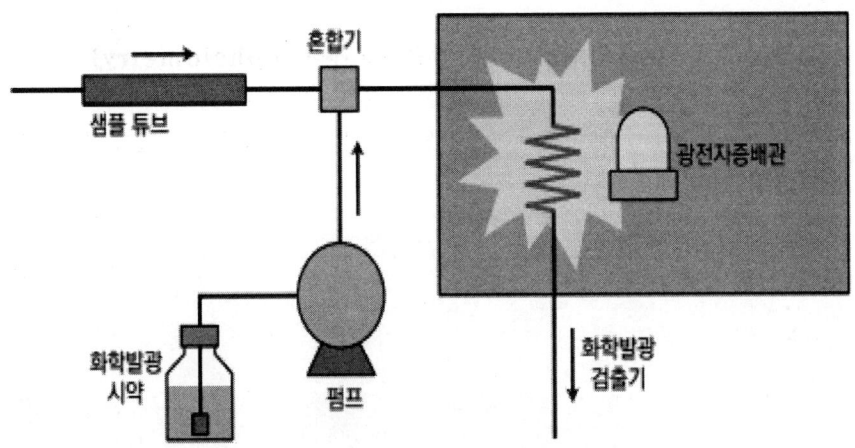

V. 광학 분석

◉ 실무역량 다지기 실습 : 표준검량선 작성하기

I. 표준검량선 작성을 위해 진행하는 반응의 원리를 작성해보자.

II. 표준검량선 작성을 위한 실습에 필요한 시약 및 재료를 작성해보자.

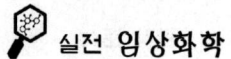 실전 임상화학

III. 표준검량선 작성을 위한 실험과정을 작성해보자.

V. 광학 분석

IV. 표준검량선의 실험결과를 작성하고 엑셀을 이용하여 검량선을 그려보자.

VI. 검사실의 자동화

■ 검사실의 자동화 과정

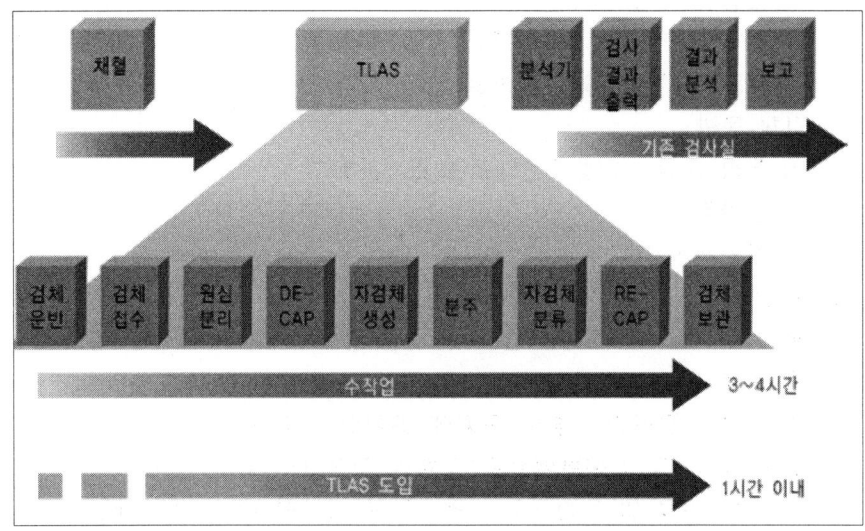

- 검사실 전 자동화
  1) 검체 바코드 출력
     ① 일반적 검사를 위해 환자번호와 검체번호의 식별이 필요
        → 검체를 검사실로 운반, 검체 분석, 결과보고에 필수적으로 필요
     ② 자동화 장비에서 활용하는 검사정보 인식 및 식별 기술 (표6.1)
        cf. 검사 정보 인식 항목
            환자번호, 검체번호, 검사명, 검체용기, 환자이름, 환자정보, 기타 코드 등
     ③ 검체 라벨링
        - 채혈실 : 의사의 검사 처방 후 검체 바코드 생성
            → 검체 용기에 부착
        - 중환자실, 응급실 등 : 무선 바코드 시스템
            → 채혈자 기록, 채취 날짜, 채취 시간 등
        - 검체 운송 후 바코드를 인식하여 접수
            → 전처리 과정 시행 (분주, 원심분리 등)
     ④ 바코드 시스템
        - 구성 : 바코드 프린터, 바코드 리더 또는 스캐너
        - 검체 접수실, 검체 운반 및 분석장비에서 인식 식별기능

⑤ 검체 준비
  혈청 또는 혈장 검체 사용 검사는 전처리 시간 감소를 위해 자동화 시스템 사용
⑥ 전혈 검체 분석
  전해질 분석에 이온선택전극을 사용할 시 현장검사(건조시약)시에 자동화 시스템을 사용하여 처리 시간 단축

2) 검체 운반
  ① 직접 배달 : 채혈자, 의료 보조, 간호사 등
  ② 운반로봇
  ③ 진공채혈관

3) 통합 운영
  → 기기작동 제어프로그램 + 검사실 정보시스템 + 장비간 인터페이스
  ① 검체 접수 : 바코드 출력, 바코드 검체 부착 장치
  ② 바코드 판독기 : 중요 위치에 배치되어 검체 추적하고 검사진행
  ③ 운송시스템 : 운반벨트로 검체를 적절한 위치로 운송
  ④ 검체 분류 및 운반장치 : 검사항목 코드에 따라 검체 분리 운송
  ⑤ 자동원심분리기
  ⑥ 적정 검체량 확인 및 평가
    검체 용량 체크, 용혈, 고지질혈증, 황달혈증 등을 확인
  ⑦ 마개 분리 : 검체 마개 또는 뚜껑을 자동제거하고 폐기물 처리
  ⑧ 마개 닫음 : 새로운 마개, 뚜껑으로 자동 막는 장치
  ⑨ 자검체 생성
  ⑩ 분석기 연결 인터페이스 / 분류기 / 보관 및 검색시스템
    cf. 검체 보관 : 냉동고 또는 냉장고 사용

VI. 검사실의 자동화

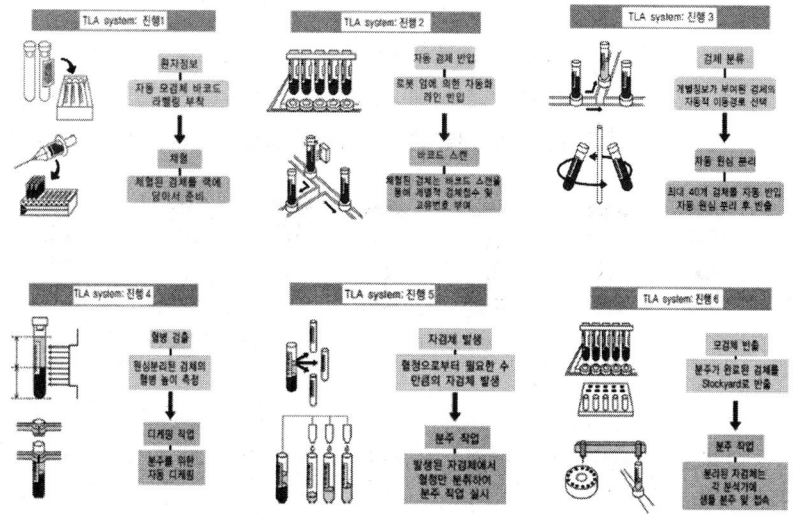

■ **자동화 분석기**
  - 자동분석 방식의 분류
    1) 유동방식 (Flow analysis)
       ① 연속유동방식 (continous flow analysis)

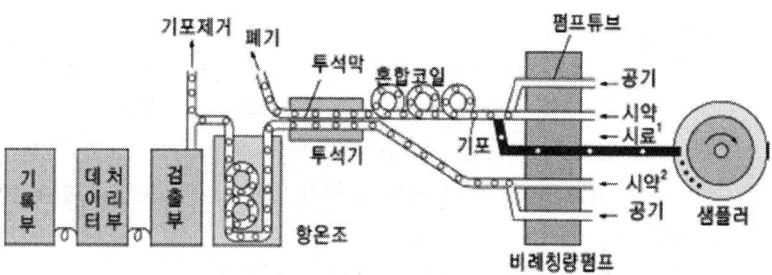

       ② 유동주입방식 (flow injection analysis)

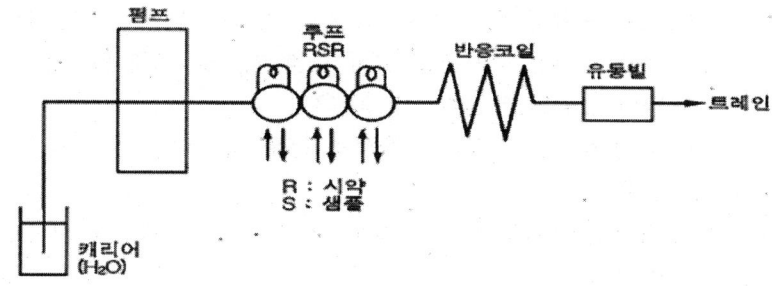

    2) 개별방식 (discrete analysis)
       ① 일괄진행방식 (Batch analsysis) : 동일 검사항목을 묶어서 시행

② 임의접근방식 (Random access analysis)
- 일련의 검체에 대해 순차적으로 수행
  → 각 검체가 순서에 따라 각각의 검사항목에 대해서 분석
- 개인별 검사결과를 얻는 시간(Turn around Time, TAT)을 단축

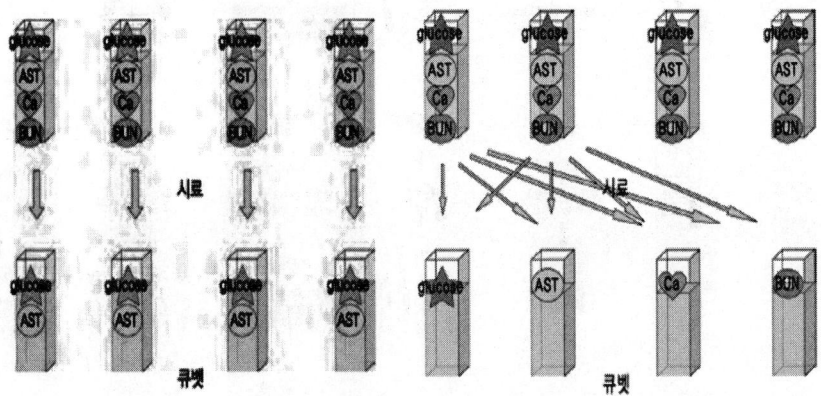

③ 팩방식 (pack analysis)
④ 원심방식 (centrifugal analysis)
⑤ 필름방식 (Film analysis)

- 자동화 분석기의 작동순서
  1) 검체 장착
    ① 장비 내에 검체 투입 장치 ex] 평판 트레이, 카세트 형식의 렉 등
    ② 여러 대의 자동화 분석기와 검사실 전 자동화 시스템(TLA)이 연결되어 검체가 자동을 각 분석 장비에 분배되어 검사 진행
    cf. 검체의 진행 순서를 변경이 가능하여 응급검체를 먼저 검사
  2) 컨테이너
    ① 검사진행전까지 검체가 머무르는 장치
    ② 검체 용기는 분석기마다 다양
    ③ 검체 용기가 작아서 환자라벨을 직접 표기가 어려울 때 주의
    ④ 검체 용기는 검사간의 교차 오염 방지를 위해 대부분 일회용을 사용
    ⑤ 열에 불안정한 검체 : 냉장 유지
    ⑥ 빛에 불안정한 검체 : 반투명 검체 용기를 사용 ex] 빌리루빈
  3) 검체 흡입
    ① 장착된 검체로 부터 검체를 흡입 고정형 흡입장치(프로브)로 일정량을 흡입
    cf. 검체량을 감지하여 프로브 손상 방지, 세척시스템으로 검체간 오염방지

VI. 검사실의 자동화

② 응고 감지 기능 프로브의 막힘 방지
4) 검체 장착 및 내부 이송
　① 검체, 시료, 세척액이 분석기 내부로 이송되는 방식
　　➜ 연속유동 vs 개별처리
　② 연속유동
　　연동 펌프가 유동 관에 롤러가 회전하면서 유동관에 있는 검체 및 시약을 펌프의 압력으로 이동 시키는 방식
　③ 개별처리
　　- 피펫 장치로 이동시키는 방식
　　- 검체와 시약을 반응셀로 이동
　　- 희석제와 함께 반응물을 세척
　④ 이월오염 (carryover)
　　- 하나의 검체 또는 반응물에서 다음 분석물로 일정량의 검체 혹은 시약이 전달되는 오염
　　- 피펫형 개별처리 방식에서 발생
　　- 분석 중 재사용 큐벳 또는 반응셀의 불완전한 세척으로 인해 발생
　　- 검증법 : 고농도 물질(H)과 저농도 물질(L)을 연속 측정하여 평가
　　　　　　　ex] HHHLLLHHLLHHLL
5) 검체 전처리
　정확한 검사를 위해 단백질 또는 다른 간섭 물질을 제거
　➜ 제단백 : 투석, 크로마토그래피, 추출 및 여과 등
6) 시약 처리
　① 시약 관리 및 구성
　　- 대부분의 시약은 냉장 보관
　　- 동결건조분말 시약, 표준물질, 정도관리물질(QC)
　　　➜ 직접 제조하여 사용
　　- 내장된 시약의 양을 파악하고 교체가 필요시 알림
　② 시약식별
　　- 라벨(바코드)
　　　시약 식별, 내용물의 용량 또는 검사 가능 건수, 유효 기간, 제조 로트 번호
　　- 시약 바코드 사용의 장점
　　　용이한 재고 관리, 시약 용기를 무작위 순서로 삽입 가능, 분석기 사용 중인 시약 로트 번호를 추적하고 질관리 내용 문서화 가능
　③ 전용시약과 사용자 개방 시약

- 개방형 : 타 제조사의 대체시약을 사용가능
- 폐쇄형 : 제조사 전용 시약 또는 표준물질을 사용

④ 시약 전달 및 혼합
시약의 이월오염 방지를 위해 흡입장치 세척 또는 헹굼이 필수

7) 화학 반응 단계
① 중요 요소
반응이 일어나는 용기, 반응이 관찰되는 큐벳, 반응시간, 반응물의 혼합 및 수송, 반응액의 온도 조절, 결합 및 비결합 분획의 분리 등
② 반응 용기 및 큐벳 유형
③ 반응물의 혼합
강력한 분사, 자석교반, 수평흔들기, 물리적 교반
④ 온도 조절

8) 측정 : 반사율 측정법, 형광측정법, 화학발광측정법 등을 활용

9) 분석 후 과정
① 희석 : 측정값이 선형범위 밖일 경우 희석 후 재검
② 반복 검사
생명에 직접 영향을 주는 진단 검사는 반복 측정하여 정확도 확보

■ 검사의 질관리

- 질관리의 주요 용어
1) 정확도(accuracy) : 측정값이 참값 혹은 목표값에 근접하는 정도
2) 정밀도(precision) = 재현성(reproducibility)
2개 이상의 측정값 사이의 근접성 혹은 일치성의 정도
3) 민감도(sensitivity) : 측정할 수 있는 물질의 최소량을 판단하는 척도
4) 표준편차 (standard deviation, SD)
측정값들이 평균값을 중심으로 분포한 정도
5) 변동계수 (coefficient of variation; CV)
평균값에 대한 표준편차의 백분위로 측정값에 대한 정밀도를 판정
6) 동류집단 (peer group)
동종의 장비, 시약, 검사방법을 사용하는 집단(검사실)
7) 변동 계수비 (Coefficient of variation ratio; CVR)
동류집단과 수행하는 검사실의 변동계수를 비교할 때 사용하는 지수
→ CVR = 수행 검사실 CV / 동류집단 CV   목표=1
8) 표준편차 지수 (standard deviation index ; SDI)
외부정도관리 조사에서 정확도를 평가하는 지수

VI. 검사실의 자동화

9) 변동지수점수 (variance index score; VIS)
   동류집단과의 분산의 차이를 기준으로 정한 값과 비교하여 얻으며, % 변이를 먼저 구하고 기준인 선택변동계수와의 백분율을 구하여 얻음
10) 표준물질(calibrator or standard)
    농도를 알고 있는 물질로 장비의 측정값 계산 및 보정에 사용
11) 관리물질(control)
    장비, 시약 등 검사의 전반적인 상황이 정상인지 확인하는 물질

- 내부 질관리 : 정확도와 정밀도를 관리하여 검사결과의 신뢰를 높이는 것
  1) 정확도 : 샘플에 대해 설정한 값 또는 참값을 얻는 능력
  2) 정밀도(=재현성)
     ① 샘플을 반복 측정했을 때 같은 값을 얻는 능력
        ➔ 표준편차나 변동계수
     ② 중복재현성 또는 동시재현성
        동일한 검체에 대해 동일한 방법으로 같은 사람이 동시에 연속적으로 측정했을 때의 재현성
     ③ 일차재현성
        동일한 검체에 대해 일정기간동안 날짜를 달리하여 측정했을 때의 재현성
     cf. 신뢰성 : 정확도와 정밀도를 모두 유지할 수 있는 능력

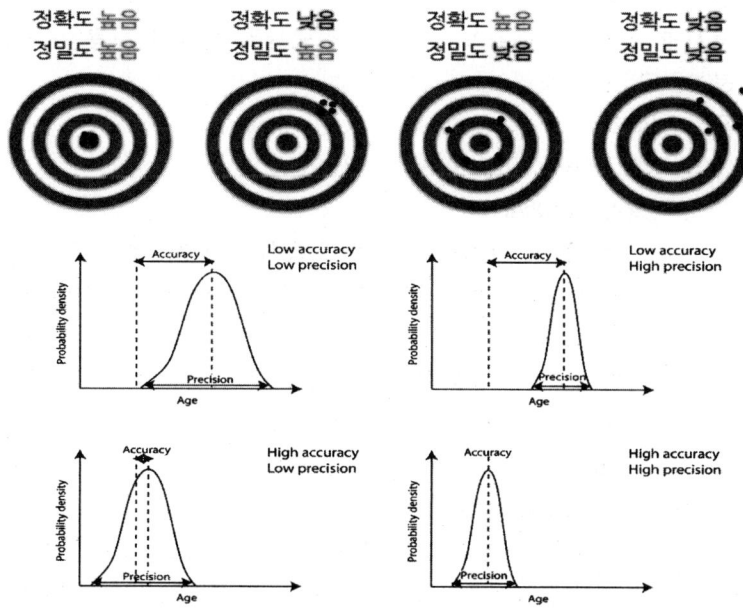

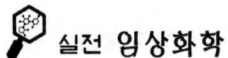

- 레비-제닝스 관리도 (Levey-Jennings chart, 평균치 관리도)

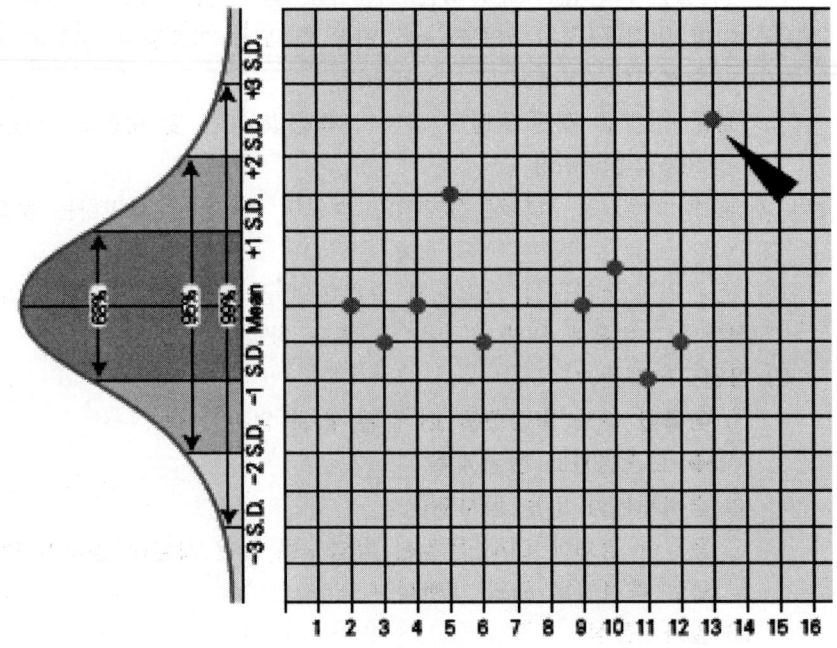

1) 가장 오래된 방법으로 가우시안 분포곡선을 연장시켜서 표시
2) Y축에 평균과 표준편차의 값을 표시
3) x축에 날짜를 기록
4) 관리도 표시 내용
   검사명, 장비, 검사일시, 검사자, 정도관리 물질의 허용농도범위,
   분석결과, 분석조건 등
5) 관리도의 해석
   ① 정밀도 불량 : 기술오차 중 우연오차
      ㄱ) 탈선 (outlier)
         - 한 점이 한계선 밖으로 이탈하여 ±2SD를 벗어난 것
         - 검체오염, 용량 부정확, 희석의 부정확, 분석기기의 오염
      ㄴ) 요동 (unrest)
         - 이웃하는 점의 위치가 3SD이상의 변동폭을 보임
         - 검사자의 기술미숙, 빈번한 교대
   ② 정확도 불량 : 기술오차 중 계통오차
      ㄱ) 경향변동 (trend)
         - 측정치의 점차적인 변화가 한 방향으로 진행되는 변화
         - 상승경향변동 (upward trend) : 점차적인 상승변화

VI. 검사실의 자동화

        ➔ 표준액의 희석, 분주기의 이상, 광원의 노후 등
     - 하강경향변동 (downward trend) : 점차적인 하강변화
        ➔ 표준액의 농축, 관리시료의 변질, 시약의 오염, 시약의 희석 등
   ㄴ) 이행 (shift)
     - 측정치가 갑자기 평균보다 높거나 낮게 계속해서 나타나는 변화
     - 상방이행 (upward shift) : 평균치 위로 급격한 변화
        ➔ 표준액 과다희석, 시약의 오염, 반응시간 연장, 반응조 온도상승
     - 하방이행 (downward shift) : 평균치 아래로 급격한 변화
        ➔ 표준액 농축, 시약의 오염, 시약의 희석, 반응시간 단축, 반응조 온도하강
- Westgard의 다중 규칙 시스템
  1) 특정 한계를 정한 룰을 사용하여 레비-제닝스 관리도의 한계를 보완
  2) 웨스트가드의 다중규칙의 정의

$1-2S(1_{2s})$	한 개의 값이 2SD와 3SD 혹은 -2SD와 -3SD 사이에 있다. 안정된 분석체계에서는 통상 경고(warning) 신호로 간주된다.
$1-3S(1_{3s})$	한 개의 값이 +3SD나 -3SD를 벗어나 있다. 이것의 위반은 항상 거절의 이유가 된다. 우발 오차에서 나타난다.
$2-2S(2_{2s})$	연속해서 두 개의 값이 같은 방향의 2SD와 3SD 혹은 -2SD와 -3SD 사이에 위치한다. 계통 오차에서 나타난다.
$R-4S(R_{4s})$	전후의 값 차이가 4SD보다 크다. 우발 오차에서 나타난다.
$4-1S(4_{1s})$	연속해서 네 개의 값이 같은 방향으로 1SD나 -1SD를 벗어나있다. 계통 오차에서 나타난다.
$10x$	연속해서 열 개의 값이 같은 방향으로 평균을 벗어나있다. 계통 오차에서 나타난다.

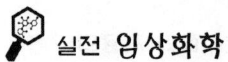

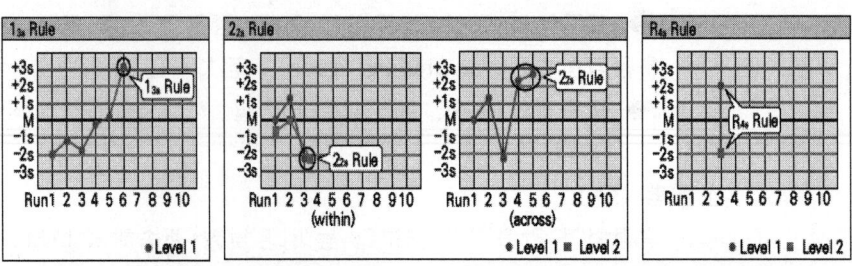

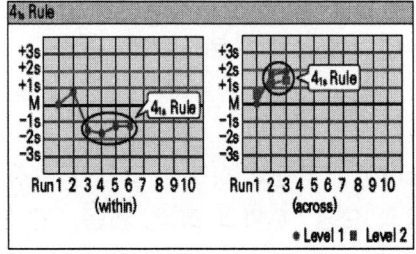 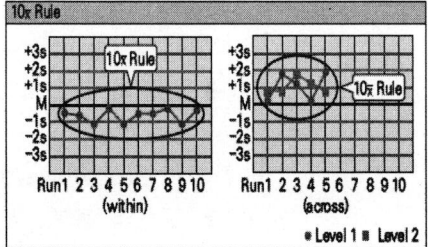

3) 우연오차와 계통오차의 구분이 용이
   ① 우연오차 : 1-3s, R-4s
   ② 계통오차 : 2-2s, 4-1s, 10X
4) 다중 규칙의 적용

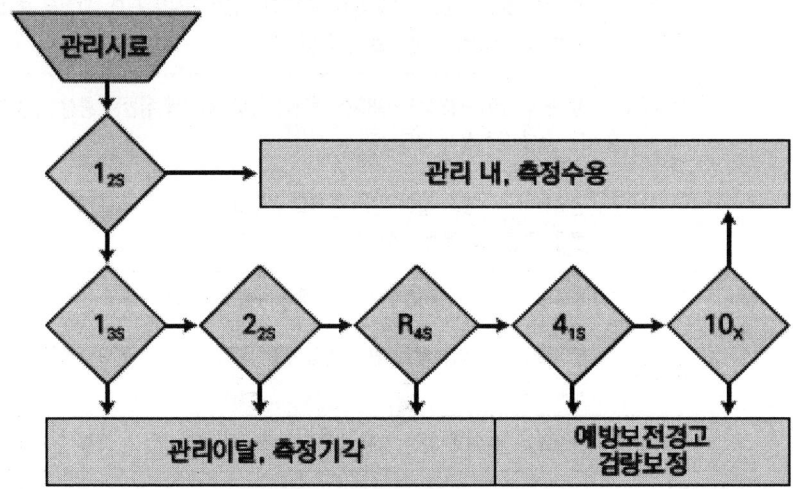

- 쌍치법 (Twin plot)
  1) 저치(또는 정상치) 부근의 것과 고치(또는 이상치)의 혈청을 사용
  2) y축은 고치를 x축은 저치를 기록
  3) 우연오차와 계통오차를 쉽게 구별

VI. 검사실의 자동화

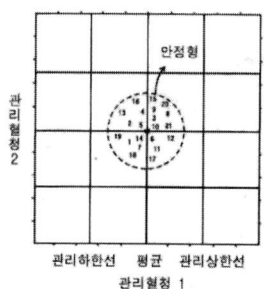 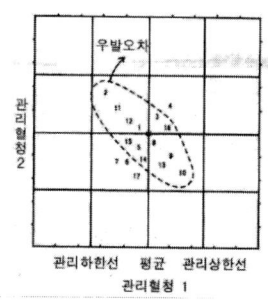 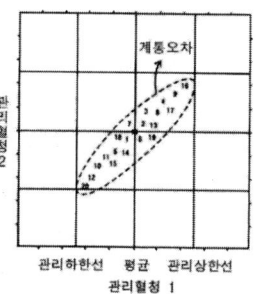

- 누화(cumulative sum, cusum) 관리도
    1) QC물질을 20회 이상 연속으로 측정하여 평균을 구하고 매일 측정치와 평균 간의 차이를 누적하여 기록

n	측정치(x_i)	편차 $d=x_i-\bar{x}$	누적화(S_i 또는 Σd)
1	142	±0	±0
2	144	+2	+2
3	144	+2	+4
4	141	−1	+3
5	141	−1	+2
6	141	−1	+1
7	143	+1	+2
8	143	+1	+3
9	144	+2	+5
10	141	−1	+4
11	141	−1	+3
12	141	−1	+2
13	141	−1	+1
14	140	−2	−1

$\bar{x} = 142$

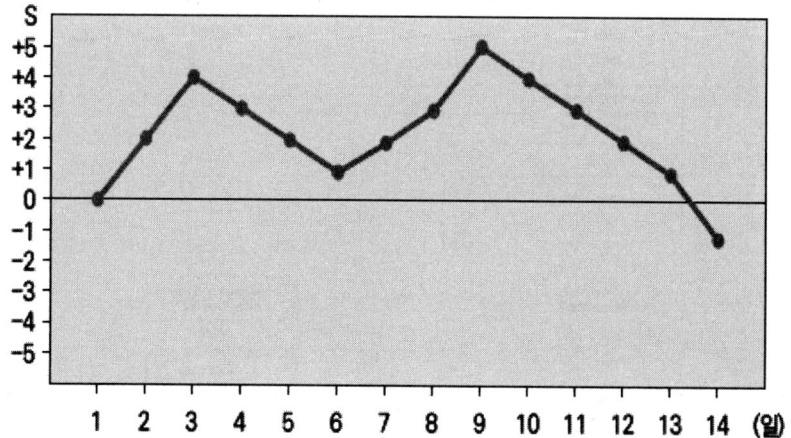

2) 미세한 변화를 신속하게 감지하여 자동분석기의 정도관리에 사용
3) 4회 계속 한 방향으로 진행되면 분석과정의 이상
4) 6회 계속되면 분석을 중지하고 점검이 필요
- 변화치 및 경고치 검색 (delta and panic value check)
  1) QC물질을 사용하지 않고 환자의 측정 결과를 이용
  2) 경고치 검색(panic value check)
      환자에 대해 임상적 처치를 해야 되는 극단적으로 위험한 값을 설정하고 그 이상 값에서는 재검 후 보고함.
  3) 변화치 검색 (delta check)
      ① 환자의 이전 결과값과 현재 결과값을 비교
      ② 그 변화폭이 기준범위 이상 → 환자 정보 확인, 재검
      ③ 개체 내 변동이 심한 물질은 제외
          → glucose, 인산, LDH, Ck, AST, ALT
- 정도관리결과가 분석 오류를 나타내는 경우의 대책
  1) QC 경보가 발생하면 먼저 새로운 QC 물질로 교체를 진행
  2) 장비와 시약의 점검 : 성분의 변질, 빈 시약 용기, 기계적 문제 등

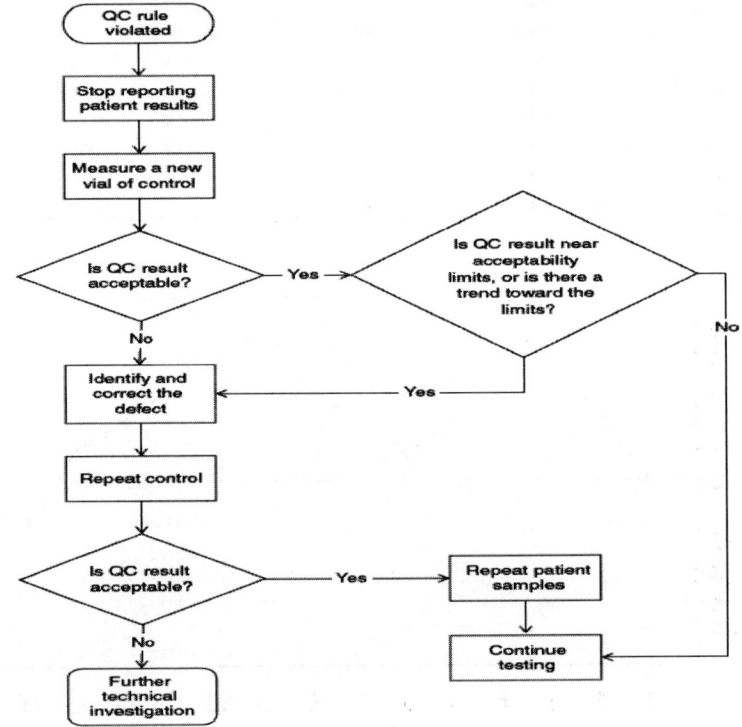

VI. 검사실의 자동화

- 시약 로트 변경 후 정도관리평가 항목 확인
  1) 시약 변경시 QC 결과에 변화가 있을 수 있음
     ① 시약과 검체의 매트릭스의 차이가 발생
     ② 시약 교체시 점검과정이 필요
  2) 시약 변경시 프로토콜
     ① 새 시약 로트로 측정한 환자 결과와 기존 로트의 결과의 일치 여부 확인
        cf. CLSI 가이드라인 EP26 ➔ 환자 검체최소 3개 이상
     ② 각 QC 물질에 대한 결과를 평가 ➔ 목표값의 적용여부를 결정

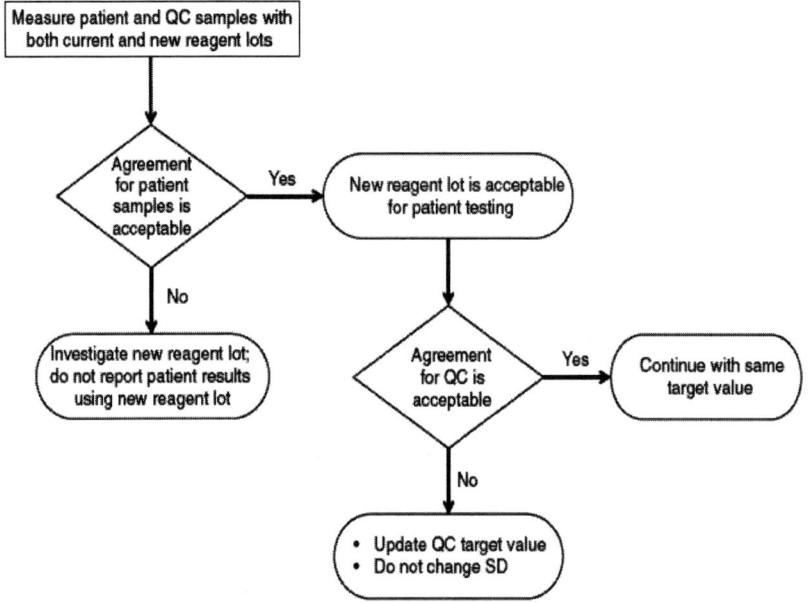

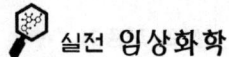 실전 임상화학

⦿ 실무역량 다지기 실습 : 표준검량선 작성하기

1. 주어진 측정치를 가지고 Levey-Jennings 관리도와 Westgard multirule system을 활용한 질관리 차트를 작성해보자.

VI. 검사실의 자동화

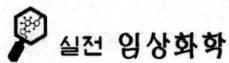 실전 임상화학

II. 시약의 교체에 따른 질관리 차트를 작성해보자.

VI. 검사실의 자동화

VII. 단백질과 비단백질소

단백질은 20종류의 아미노산으로 구성되어 있으며, 이들은 아미노산의 곁사슬인 카르복실기와 아미노기 사이의 펩티드 결합에 의해서 연결되어 있다. 또한, 각각의 아미노산의 곁사슬에 존재하는 작용기들 사이의 이황화결합, 수소결합, 정전기적 상호작용, 소수성 상호작용 등에 의해서 더 복잡한 구조를 형성하여 기능성을 갖게 된다. 이러한 기능에는 세포 내외의 구조 성분, 생물학적 촉매, 수축과 운동성의 매개체, 분자 결합의 연결, 이온을 세포 내외로 이동시키는 펌프 작용, 분자 전달체, 면역 매개체로서의 역할 등이 포함된다.

■ **아미노산**
  - 기본 구조
    α탄소에 카르복실기(-COOH), 아미노기 (-NH$_2$), 측쇄인 R기로 구성

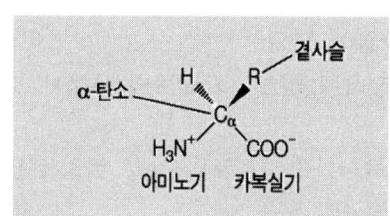 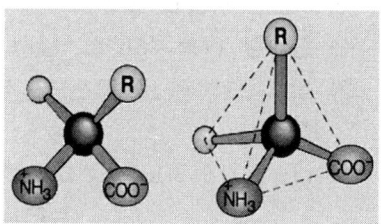

  - 분자내에 음이온과 양이온을 함께 가진 중성분자인 양성물질
  - 20종류가 존재 : 12종은 체내 합성, 8종 음식물에 의한 섭취
  - 분류 : 곁사슬의 성질에 따라서 산성, 염기성, 중성으로 구분

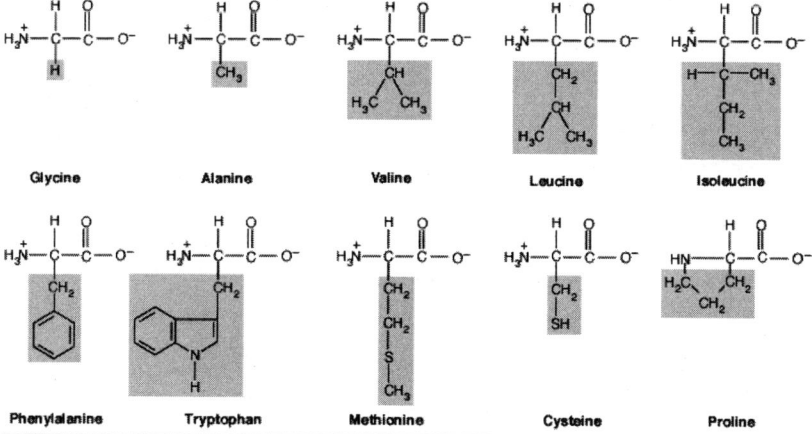

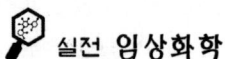

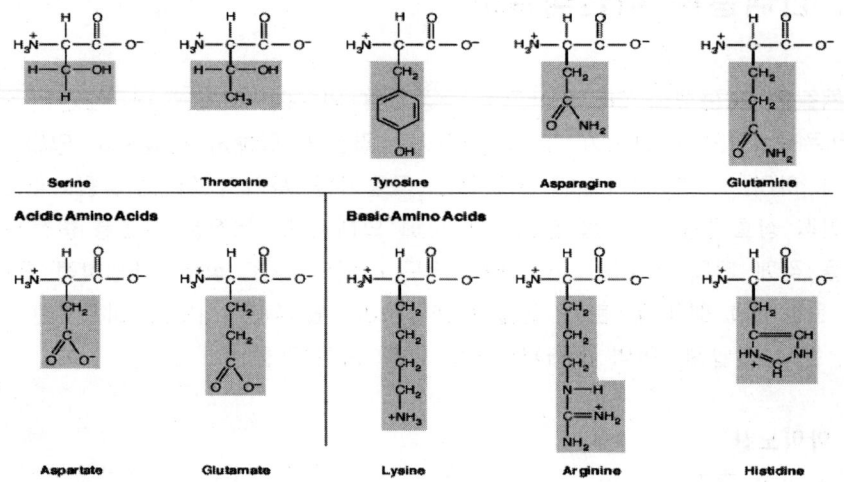

- 아미노산 공급과 운반
  1) 건강한 여성 46g/일, 남성 56g/일이 필요
  2) 식이 단백은 위(펩신)와 작은 창자(트립신, 키노트립신)에서 소화되어 흡수
     cf. 필수아미노산 : 이소류신, 류신, 리신, 메티오닌, 트립토판, 발린, 트레오닌, 페닐알라닌
- 아미노산 대사
  1) 에너지 공급에서 2가지 중요한 역할 수행

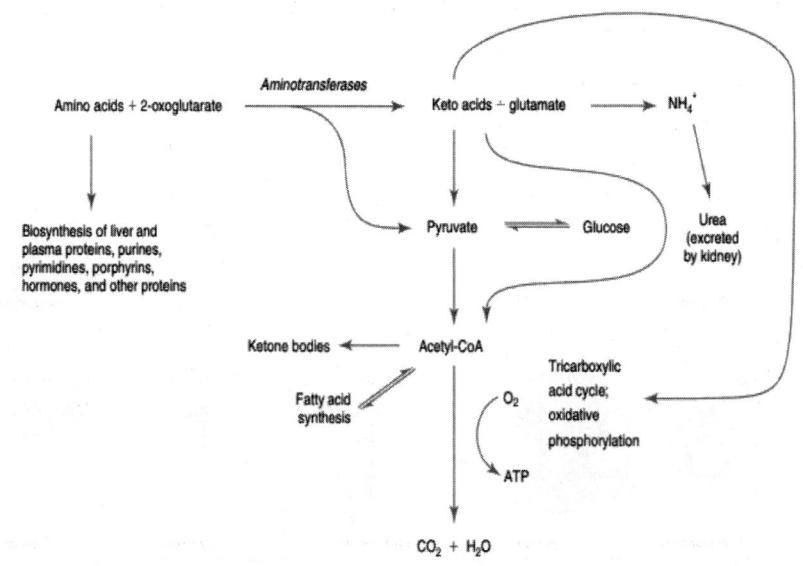

VII. 단백질과 비단백질소

① 크렙스회로의 중간체형성
- α-케토글루타르산 : 글루타민, 글루탐산염
- 푸마르산염 : 아스파라긴, 아스파르트산염
- 숙신산염 : 메티오닌, 트레오닌, 발린

② 다양한 기관계를 위한 연료를 생성하기 위해 이용
- 케톤체전환 : 류신, 이소류신, 라이신, 페닐알라닌, 티로신
- 포도당 : 류신을 제외한 모든 아미노산

2) 조직 내 과잉의 질소를 요소로 전환 : 요소회로에 의해

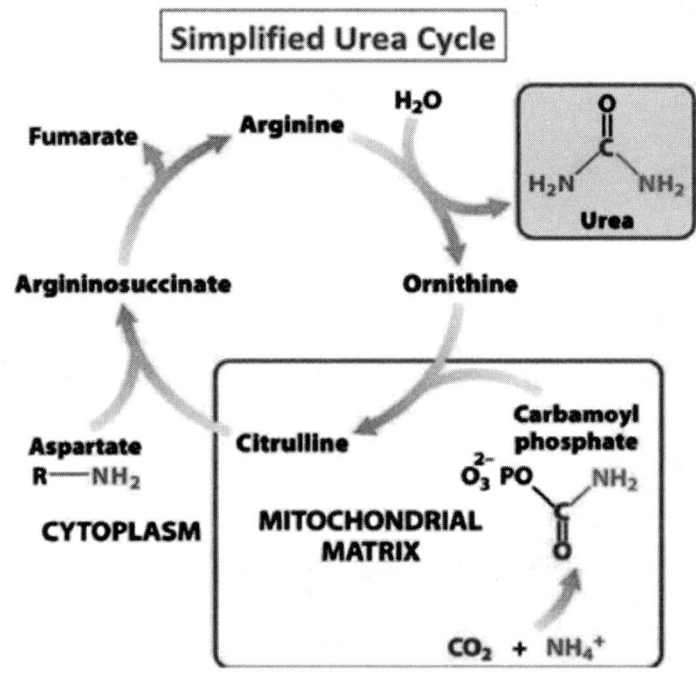

3) 많은 호르몬과 신호분자의 전구체
  ① 티로신 ➔ 티록신, 도파민, 아드레날린의 전구체
  ② 트립토판 ➔ 세로토닌, 멜라토닌의전구체
  ③ 아르기닌 ➔ 강력한 혈관 확장제인 산화질소(NO)의전구체
  ④ 글리신, 아스파르트산염, 글루타민, 세린
     ➔ 퓨린과 피리미딘합성에 관여
  ⑤ 글리신, 아르기닌 ➔ 크레아틴합성의 전구체
4) 기타 여러 생화학적 반응에서 중간 매개체 역할
- 선천성 아미노산 대사질환

실전 임상화학

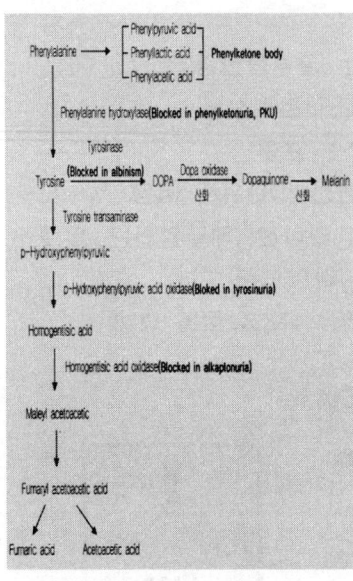

- **페닐케톤뇨증**
  - phenylalanine hydroxylase 선천적 결핍
  - 페닐케톤체(phenylketone body) 증가
  - 구트리 법

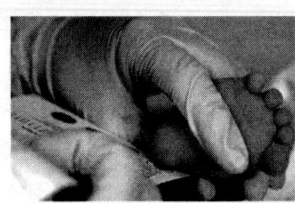

- **티로신뇨증**
  - p-hydroxyphenylpyruvic acid oxidase 결핍
  - tyrosine 증가
- **알캅톤뇨증** : homogentic acid oxidase 결핍
- **멜라닌뇨증** : 악성흑색종의 멜라닌 과다 생성
- **포르피린뇨증** : 납중독, 프로토포르피린 증가

■ 단백질

- 펩티드 결합

  한 아미노산의 α-질소 원자와 두 번째의 카르보닐탄소 사이에서 형성

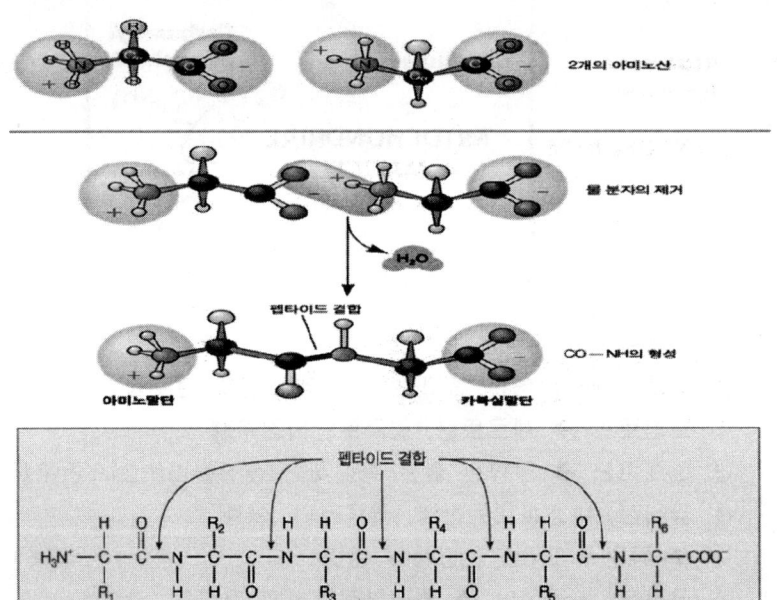

VII. 단백질과 비단백질소

- 단백질의 1차 구조
  1) 아미노산들이 펩티드결합에 의해서만 단순하게 연결된 사슬
  2) 아미노산의 배열은 생물학적 특성을 나타내는데 매우 중요
     → 한 개의 아미노산만 치환되더라도 생물학적 활성이 변함.
     ex] 겸상적혈구빈혈증 (Sickle cell anemia)

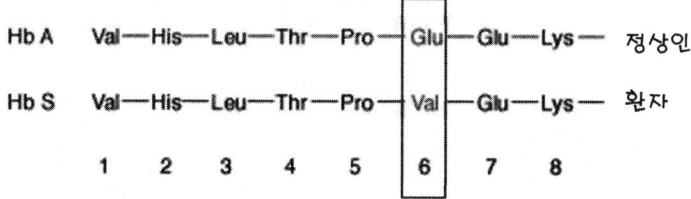

- 단백질의 2차 구조
  1) 폴리펩타이드 사슬내의 아미노산과 인접한 아미노산 사이에 수소결합
  2) α-나선과 β-병풍구조

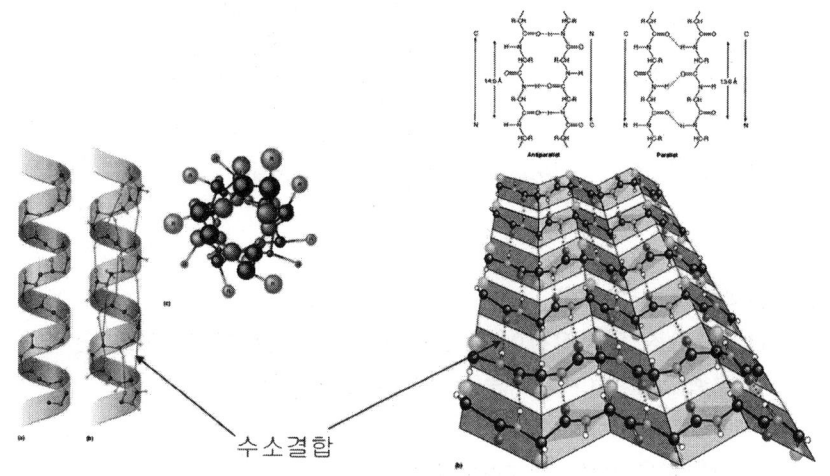

- 단백질의 3차 구조
  1) 여러 개의 α-나선과 β-병풍구조가 혼합되어 구조를 형성
     cf. 1차 구조의 아미노산 배열에 의해서 3차 구조의 모양이 결정
  2) 단백질 접힘 (protein folding)
     아미노산의 작용기들 사이에서 정전기적 상호작용, 이황화결합, 소수성 상호작용, 수소결합에 의해서 공간적 구조를 형성
  3) 생물학적 기능을 갖음
  4) 특징
     ① 3차구조를 형성하면서 1차구조상의 먼 아미노산이 가까워진다.

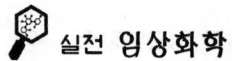

② 사슬의 packing 과정에서 단백질 내부의 물분자가 제거됨
  즉 내부는 hydrophobic 상태가 형성
③ 거대한 3차 구조의 이온 또는 작은 분자가 결합할 수 있는
  ➔ domain(아미노산이 200개 이상) 존재

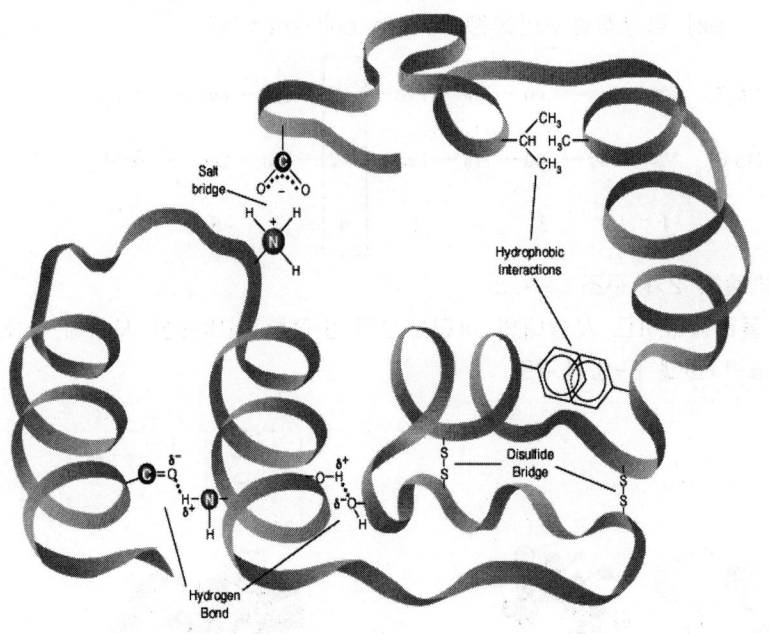

- 단백질의 사차구조
  1) 3차구조 단백질들이 소단위체(subunit)가 되고, 이 소단위체가 비공유 결합으로 하나의 기능적 단백질을 형성한 것
     ex] 헤모글로빈
  2) 단백질의 변성 (denaturation)
     3차 구조의 변화 (1차 구조는 보통 불변) ➔ 기능상실

VII. 단백질과 비단백질소

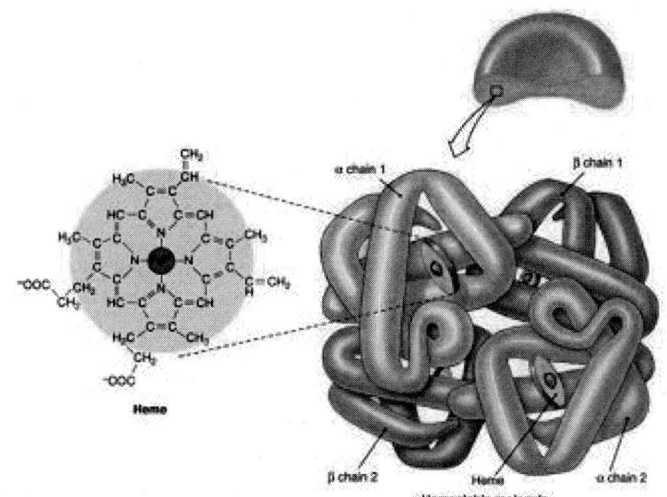

- 형태에 따른 분류
    1) 구상단백질 (globular protein)
        ① 둥글고 치밀하게 접혀있는 사슬로 길이/넓이비가 10 미만
        ② 대부분의 혈청 단백질 : 마이오글로블린, 헤모글로블린 등
    2) 섬유상 단백질 (fibrous protein)
        ① 가는 막대모양의 사슬로 길이/넓이비가 10 이상
        ② 모발, 콜라겐, 파이브린 등과 같은 구조단백질
- 성분에 따른 분류
    1) 단순단백질 (simple protein) : 아미노산 한가지 성분으로만 구성
    2) 복합단백질 (conjugated protein) : 아미노산 이외의 분자가 결합
        ① 아포단백질 (apoprotein) : 아미노산 부분
        ② 보결분자단 (prosthetic group) : 비아미노산 부분
        ③ 명칭 : 보결분자단에의해 결정

분류	보결분자단	예
지질단백질	지질	고밀도지질단백질 (HDL)
당단백질	탄수화물 (<4%)	면역글로블린 G
뮤코단백질	탄수화물 (>4%)	헤모펙신 (hemopexin)
금속단백질	금속	헤모글로빈 (Fe) 셀룰로플라스민 (Cu) 알코올 탈수소 효소 (Zn)
인산단백질	인산	유즙의 카세인

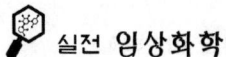

■ 인체 혈청 및 혈장의 단백질

- 혈청 농도 : 6.4~8.3 g/dL vs 혈장 농도 : 0.3 g/dL 정도 높다.
    cf. 교질삼투압(oncotic pressure) : 혈장단백질에 의해 생기는 삼투압
- 혈장단백질의 기능
    1) 교질삼투압을 생성하여 세포 외액의 분포에 영향을 미친다.
        Cf. 알부민
    2) 운송수단으로 이용 : 빌리루빈, 지방산, 스테로이드 호르몬, 지질 등
    3) 방어기능 : 면역글로블린
    4) 인체의 항상성을 조절 : 호르몬의 성분
    5) 혈액 응고계를 형성하여 혈관의 손상을 보호
    6) 에너지 생산 혹은 구조 성분의 목적
    7) 효소로서 작용 : 세포 내에서 합성됨
        → 혈장 효소의 패턴을 조사하여 특정 장기의 질환 상태를 확인 가능
- 생성과 붕괴
    1) 하루에 20~25g의 혈장 단백질이 생성과 붕괴를 반복함.
    2) 생성
        ① 간 : 알부민, α_1-글로블린, α_2-글로블린, β-글로블린
        ② 형질세포 : γ-글로블린
    3) 붕괴 : 알부민의 13%, IgG의 약 30%가 간에서 처리
        → 총단백질의 1/10이 매일 대사회전

■ 단백질 검사

- 혈청 단백질 전기영동
    1) 분획 : Albumin, α1-globulin, α2-globulin, β-globulin, γ-globulin

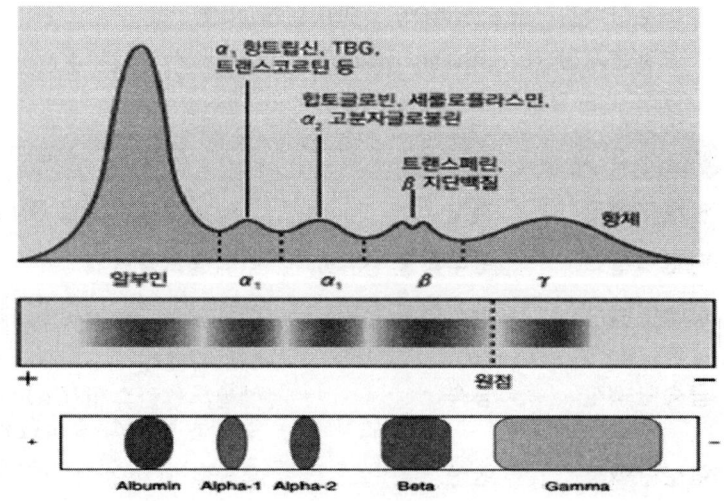

VII. 단백질과 비단백질소

2) 병리학적 검체에서의 혈청 전기영동의 패턴

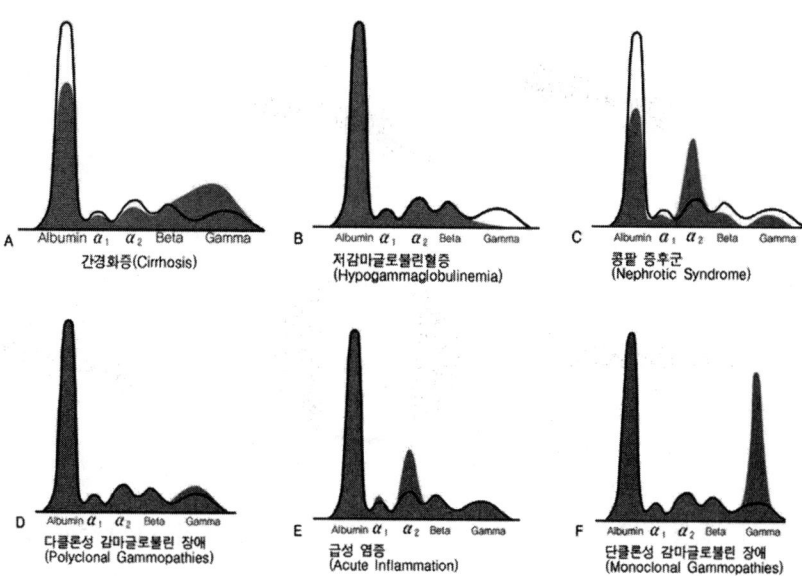

- 총단백질 측정
  1) 뷰렛법

  단백질의 펩티드결합과 알칼리성 용액중의 Cu^{2+}가 반응하여 형성된 자색의 킬레이트 복합체를 540nm에서 비색측정하는 방법

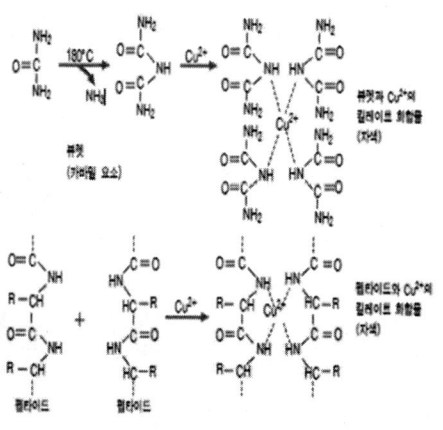

➤ 뷰렛시약 (Biuret solution)
 - 아이오딘화칼륨 (KI)
 - 황산구리 ($CuSO_4 \cdot 5H_2O$)
 - 타르타르산 나트륨·칼륨
   (sodium potassium tatrate)
 - 수산화나트륨 (NaOH)

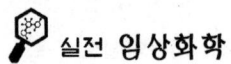

2) 굴절계법 : 단백질 입자에 의한 빛의 굴절률을 측정하는 방법

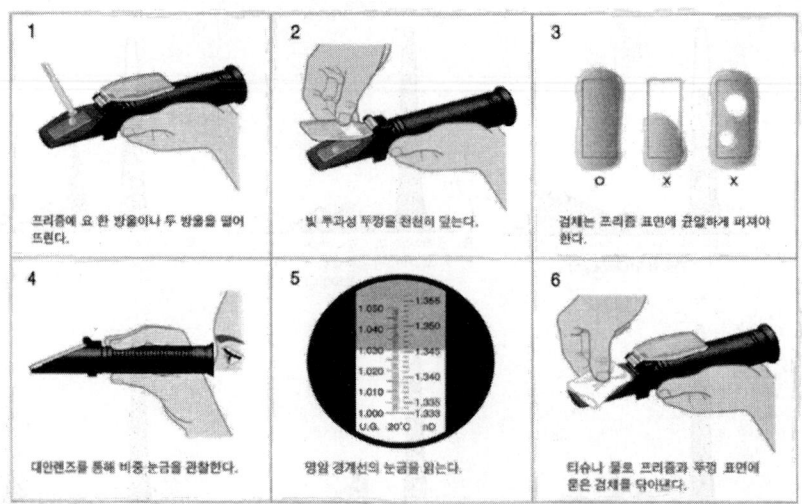

> 검정 : 증류수 (1.000), 5% NaCl (1.022), 9% sucrose(1.034)
> 보정 : 단백 1g/dL (0.003 차감) / 당 1g/dL (0.004 차감)

3) 참고범위 : 6.4~8.3g/dL

- 알부민 측정 : 색소결합법
  1) 알부민이 각종 색소와 결합하는 성질을 이용한 측정법
  2) 색소 :BCG, BCP, 메틸오렌지, HABA, BPB
  3) 단백오차를 이용

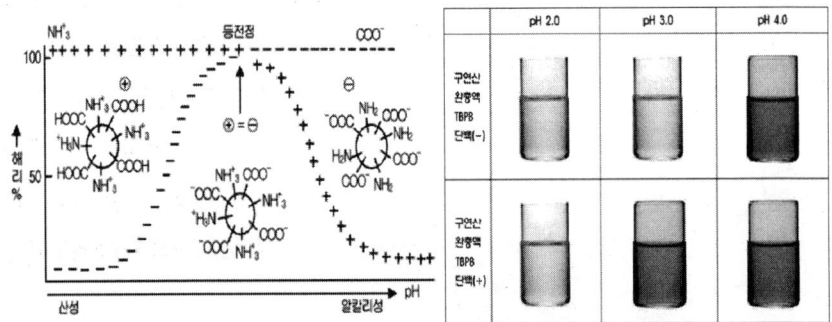

  4) 브롬크레졸그린(BCG)법 ➔ 완충액 : 석신산(pH4.2)
  5) 브롬크레졸퍼플(BCP)법 ➔ 완충액 : 아세트산(pH5.2)
  6) 참고범위 : 3.5~5.2g/dL

VII. 단백질과 비단백질소

■ 비단백질소 (nonprotein nitrogen, NPN)

- 개요
  1) 단백질 이외의 질소를 포함하고 있는 화합물
  2) 혈액의 주요 성분 : 단백질과 핵산의 이화작용에서 유래

비단백질소	비율(%)	유래
요소	45	단백질대사 최종산물
요산	20	퓨린대사 최종산물
크레아티닌	5	크레아틴 및 크레아틴인산 탈수물질
크레아틴	1~2	간과 이자에서 합성된 후 근육으로의 운반 상태
아미노산	20	단백질합성·분해와 관련된 수송
암모니아	0.1	아미노산과 피리미딘의 대사산물

- 요소(urea) : $(NH_2)_2CO$
  1) 위장관에서 박테리아의 아미노산 대사에 의해 암모니아 생성
  2) 이 암모니아가 간에서 오르니틴 회로를 통해 요소로 전환
     → 요소는 수용성으로 신장에서 요로 배출

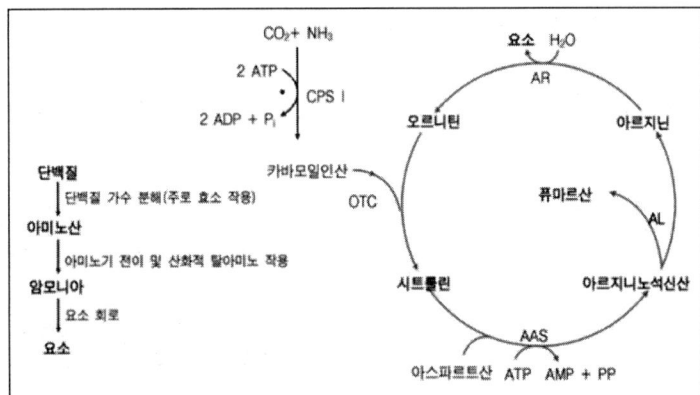

  3) 검체 채취
     ① 용혈이 없는 공복 혈청
     ② 헤파린, 옥살산염 또는 시트르산염을 사용한 혈장
     ③ 암모늄염이나 플루오린화나트륨(NaF)은 사용이 안됨.
     ④ 24시간 소변 : 50배 희석하여 측정
     ⑤ 요소는 2~8℃에서 5일 동안 안정
     cf. Blood urea nitrogen (BUN, mg/L) = urea (mg/L) x 28/60
         일반적으로 urea nitrogen의 양을 측정하여 환산. : 2.14
         (ex, BUN 10mg/L = urea 21.4mg/L)

4) 분석법

▶ Urease-indophenol method : 비색법, end-point

$$CO(NH_2)_2 + H_2O \xrightarrow{Urease} 2NH_3 + CO_2$$

$$NH_4^+ + 5NaOCl + Phenol \xrightarrow[\text{Sodium nitroprusside}]{NaOH} Indophenol\ blue + 5NaCl + 5H_2O$$

▶ Urease-GLDH method : UV법, Kinetic

$$CO(NH_2)_2 + H_2O \xrightarrow{Urease} 2NH_3 + CO_2$$

$$NH_4^+ + \alpha\text{-ketoglutaric acid} + NADH \xrightarrow{GLD} Glutamate + H_2O + NAD^+$$

- 크레아티닌 (Creatinine)
    1) 크레아틴 (creatine)은 콩팥, 간, 이자에서 아르지닌 (arginine)과 글라이신 (glycine)과 메티오닌 (methionine)으로부터 합성
        → 혈액을 통해 근육과 뇌 등으로 이동하여 크레아틴인산으로 저장

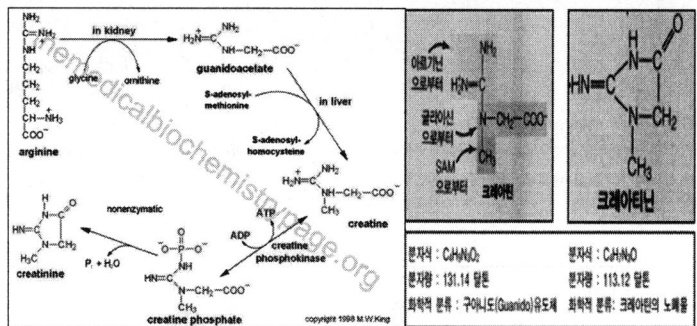

    2) 크레아티닌은 매일 일정량이 혈액으로 배출되고 토리에서 여과되고 거의 재흡수 없이 요로 배출 → 신장의 기능 평가에 활용
    3) 검체 채취
        ① 혈청, 혈장, 소변의 크레아티닌은 4℃에서 최소 7일간 안정
        ② 장기간 동결보존(-20℃ 이하)시에도, 반복적인 해동에도 안정
        ③ 혈청과 적혈구의 분리(14시간 이상)가 늦어지면 위양성을 보임
        ④ 일반적으로 식이에 영향이 적음

VII. 단백질과 비단백질소

4) 검사법

▶ 야폐반응 (Jaffe reaction)

$$\text{Creatinine + Picrate} \xrightarrow{\text{OH}^- \text{ (0.1M NaOH)}} \text{Red colored complex (A520nm)}$$

▶ 효소법 : 크레아티니네이스 (Creatininase)

$$\text{Creatinine + H}_2\text{O} \xrightarrow{\text{Creatininase}} \text{Creatine}$$

$$\text{Creatine + ATP} \xrightarrow{\text{Creatine kinase}} \text{Creatine phosphate + ADP}$$

$$\text{ADP + phosphoenolpyruvate} \xrightarrow{\text{Pyruvate kinase}} \text{ATP + pyruvate}$$

$$\text{Pyruvate + NADH + H}^+ \xrightarrow{\text{LDH}} \text{Lactate + NAD}^+$$

▶ 효소법 : 크레아티니네이스 (Creatininase)와 크레아티네이스 (Creatinase)

$$\text{Creatinine + H}_2\text{O} \xrightarrow{\text{Creatininase}} \text{Creatine}$$

$$\text{Creatine + H}_2\text{O} \xrightarrow{\text{Creatinase}} \text{Sarcosine + urea}$$

$$\text{Sarcosine + H}_2\text{O + O}_2 \xrightarrow{\text{Sarcosine oxidase}} \text{Glycine + HCHO + H}_2\text{O}_2$$

$$\text{H}_2\text{O}_2 + \text{무색색원체(환원형)} \xrightarrow{\text{Peroxidase}} \text{착색색원체(산화형) + H}_2\text{O}$$

$$\text{HCHO + NAD}^+ + \text{H}_2\text{O} \xrightarrow{\text{폼알데하이드 탈수소 효소}} \text{폼산(HCOOH) + NADH + H}^+$$

▶ 효소법 : 크레아티닌 탈아미노요소 (Creatinine deaminase)

$$\text{Creatinine + H}_2\text{O} \xrightarrow{\text{Creatinine deaminase}} N\text{-Methylhydantoin + NH}_3$$

$$N\text{-Methylhydantoin + ATP + H}_2\text{O} \xrightarrow{\text{L-Methylhydantoinase}} \text{Carbamoylsarcosine + ADP + Pi}$$

$$\text{Carbamoylsarcosine + H}_2\text{O} \xrightarrow{\text{L-Carbamoylsarcosine aminohydrolase}} \text{Sarcosine + CO}_2 + \text{NH}_3$$

$$\text{Sarcosine + O}_2 + \text{H}_2\text{O} \xrightarrow{\text{Sarcosine oxidase}} \text{Formaldehyde + Glycine + H}_2\text{O}_2$$

$$\text{Indicator (reduced) + H}_2\text{O}_2 \xrightarrow{\text{Peroxidase}} \text{Indicator (oxidized) + 2H}_2\text{O}$$

- 요산-요산염 (Uric acid-Urate)
    1) 퓨린 뉴클레오티드의 이화작용에 의해서 생성된 주요 대사산물
        ① 외인성 : 식이 중의 퓨린체
        ② 내인성 : 체조직의 붕괴로 생성
    2) 혈중 요산(pka = 5.75)은 97%가 요산일나트륨으로 존재하고 75%가 신장을 통해 소변으로 25%가 위장관계를 통해 대변으로 배출
        cf. 혈청농도 6.4mg/dL 이상이면 요산결정 형성 ➜ 통풍(gout) 유발

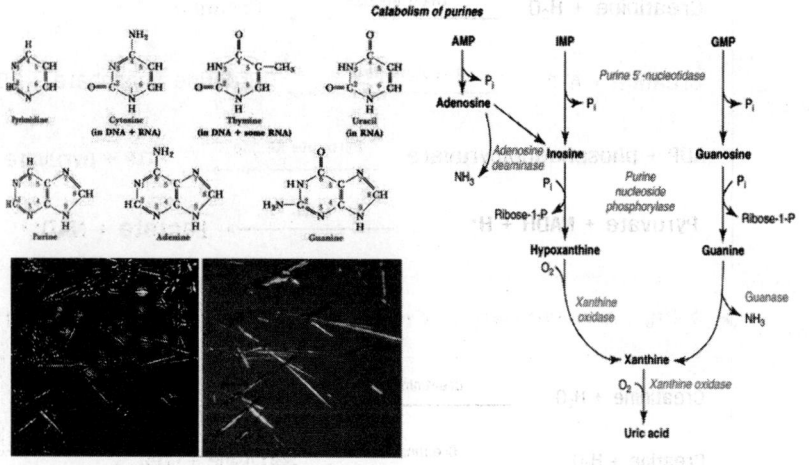

    3) 검체 채취
        ① 혈청 : 실온에서 3일, 4℃에서 1주일, 동결보존하면 3개월 안정
        ② 소변 : 24시간뇨, 검사 지연시 시료의 알칼리화 권장
    4) 분석법

    ▶ 인산텅스텐산법

    urate + phosphotungstic acid ⟶ allantoin + tungsten blue + CO_2 (A660 nm)
    ↑
    Urea, 10% Na_2CO_3/NaCN

    ▶ 효소법

    Urate + O_2 + $2H_2O$ $\xrightarrow{\text{Uricase}}$ Allantoin + CO_2 + H_2O_2

    H_2O_2 + 4-AAP + Phenol $\xrightarrow{\text{POD}}$ Quinoneimine (A500 nm)

    H_2O_2 + CH_3OH $\xrightarrow{\text{Catalase}}$ HCHO + $2H_2O$
    HCHO + $3C_5H_8O_2$ + NH_3 ⟶ $3H_2O$ + colored compound

VII. 단백질과 비단백질소

- 암모니아 (Ammonia)
    1) 체내 단백질 대사과정에서 아미노산의 탈아미노반응으로 생성
    2) 장내세균에 의한 단백질 분해로 생성
    3) 간에서 요소회로를 통해서 요소로 합성되어 요 중으로 배설

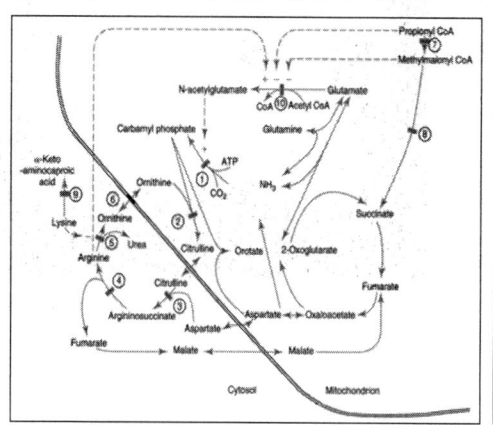
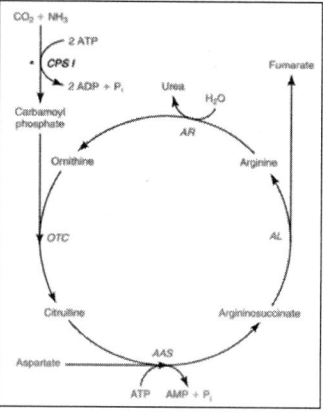

    4) 검체 채취
        ① 리튬 헤파린 또는 EDTA처리 혈장을 사용
            cf. 암모니아 오염에 주의 필요
        ② 얼음에 담아 실험실로 운반하고 15분 이내 분리하여 측정함
            → 적혈구에서 방출, ā-GT에 의한 아미노산 탈아미노화로 위양성
        ③ 용혈주의 : 적혈구 내 농도가 혈장의 2~3배
        ④ 혈장 암모니아 4℃에서 4시간 -20℃에서 24시간 안정
            cf. 25℃에서 분당 0.017g/dL 증가
        ⑤ 응고된 검체, 나비바늘 줄, 모세관 샘플은 사용하면 안됨.
            → 용혈에 영향이 큼
        ⑥ 식사에 영향이 있어 공복(4-6시간) 채혈이 원칙
        ⑦ 채혈전 최소 9시간은 금연 필요
    5) 검사법

    ▶ 비색법

    $$NH_4^+ + 5NaOCl + Phenol \xrightarrow[\text{Sodium nitroprusside}]{\text{NaOH}} Indophenol\ blue + 5NaCl + 5H_2O$$

    ▶ 효소법

    $$NH_3 + \alpha\text{-ketoglutarate} + NADPH \xrightarrow[\text{dehydrogenase}]{\text{Glutamate}} Glutamate + NADP^+ + H_2O$$

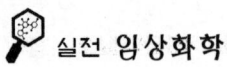 실전 임상화학

▶ Reflectance method : POCT 및 Dry chemistry

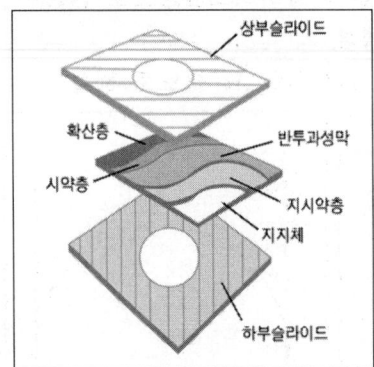
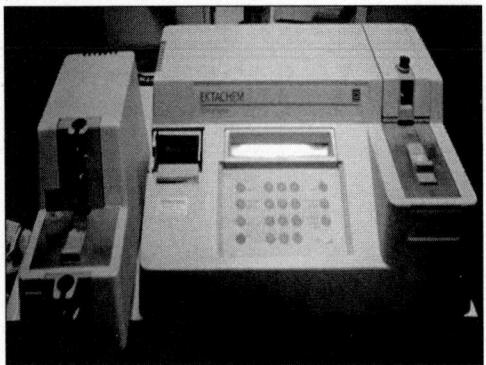

VII. 단백질과 비단백질소

◉ 실무역량 다지기 실습 : 총단백 측정 / Biuret법

I. 측정 원리

II. 재료 및 방법
1. 재료 : 혈청, 표준액(6g/dl), 증류수, 정색시액
2. 실험방법

	검체	표준	시약블랭크
혈청 (ml)	0.05	-	-
표준액 (ml)	-	0.05	-
증류수 (ml)	-	-	0.05
정색시액 (ml)	5.0	5.0	5.0
잘 혼합하여 37℃에 30분간 방치 후 시약블랭크를 대조로 30분 이내에 파장 540nm에서 흡광도 측정			

* 참고치 : 6.5~8.0(g/dl)

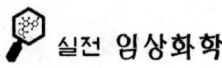 실전 임상화학

III. 실험 결과

	검체 1	검체 2
검체 흡광도		
표준액 흡광도		
시약블랭크 흡광도		
계산식		
총단백량		

IV. 실험 토의

VII. 단백질과 비단백질소

V. Quiz
1. Biuret 시약의 조성은?

2. 시약블랭크를 사용하는 이유는?

3. 총단백 측정의 임상적 의의는 무엇인가?

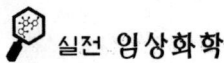

실무역량 다지기 실습 : 알부민 측정 / BCG법

I. 측정 원리

II. 재료 및 방법
1. 재료 : 혈청, 표준액(6g/dl), 증류수, 정색시액
2. 실험방법

	검체	표준	시약블랭크
혈청 (ml)	0.02	-	-
표준액 (ml)	-	0.02	-
증류수 (ml)	-	-	0.02
정색시액 (ml)	5.0	5.0	5.0
잘 혼합하여 실온에 10분간 방치 후 시약블랭크를 대조로 30분 이내에 파장 630nm에서 흡광도 측정			

* 참고치
  - 알부민 : 3.7~5.2(g/dl)
  - A/G비 : 1.1~1.7

VII. 단백질과 비단백질소

III. 실험 결과

	검체 1	검체 2
검체 흡광도		
표준액 흡광도		
시약블랭크 흡광도		
계산식(알부민)		
알부민량		
계산식(A/G비)		
A/G비		

IV. 실험 토의

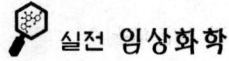 실전 임상화학

V. Quiz
1. BCG법에서 사용되는 완충액은?

2. 알부민 측정에 사용하는 색소는?

3. 알부민의 임상적 의의는 무엇인가?

VII. 단백질과 비단백질소

◉ 실무역량 다지기 실습 : 단백질 전기영동 (부록 sheet지 참조)

I. 실험 전 준비 과정
1. Barbital buffer 제조법

2. Fixative/Destain solution 제조법

3. Amido black protein stain solutio 제조법

4. Drying oven의 온도는?

II. 실험순서

B-1.

B-2.

B-3.

B-4.

B-5.

B-6.

B-7.

B-8.

C-1.

C-2.

실전 임상화학

D-1.

D-2.

D-3.

D-4.

D-5.

D-6.

III. 실험 결과

IV. 토의

단백질 전기영동의 정상 및 질환시의 전기영동상을 그려보고 각 패턴의 특성에 대해서 기술하고 자신의 실험결과를 해석하시오.

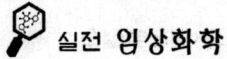

VII. 단백질과 비단백질소

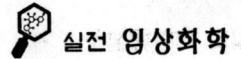

실무역량 다지기 실습 : BUN 측정 (Urease-indophenol법)

I. 측정 원리

II. 재료 및 방법
1. 재료 : 혈청, 표준액(30mg/dl), 효소시액, 정색시액
2. 실험방법

	검체	표준	시약블랭크
혈청 (ml)	0.02	-	-
표준액 (ml)	-	0.02	-
증류수 (ml)	-	-	0.02
효소시액 (ml)	2.0	2.0	2.0
잘 혼합하여 37℃에 5분간 가온한다.			
정색시액 (ml)	2.0	2.0	2.0
잘 혼합하여 37℃에서 10분간 가온하여, 60분 이내에 블랭크를 대조로 파장 580nm에서 흡광도를 측정한다.			

* 참고치 : 7.5~20.0mg/dl

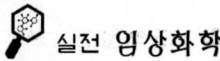 실전 임상화학

III. 실험 결과

	검체 1	검체 2
검체 흡광도		
표준액 흡광도		
시약블랭크 흡광도		
계산식		
BUN		

IV. 실험 토의

VII. 단백질과 비단백질소

V. Quiz
1. 요소를 합성하는 오르니틴 회로를 구성하는 4가지 성분은?

2. BUN 값을 이용하여 요소의 값을 계산할 때 사용하는 환산값은?

3. 증가된 요소질소의 원인을 찾기 위해서 이것의 비율을 계산한다. 이것은 무엇인가?

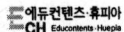

VIII. 지질

■ **지방산**
- 구조
    1) 말단에 카르복실기 (-COOH)를 가지는 선형의 탄화수소 사슬
        → 친수성의 머리부분과 소수성의 꼬리 부분
    2) 보통 탄소수와 이중결합수에 의해 종류가 결정
        ① 포화지방산 (saturated fatty acid) : 이중결합이 없는 지방산
        ② 불포화지방산 (unsaturated fatty acid)
            → 하나 이상의 이중결합을 갖는 지방산
    3) 불포화지방산의 이중결합 : 시스형으로 존재

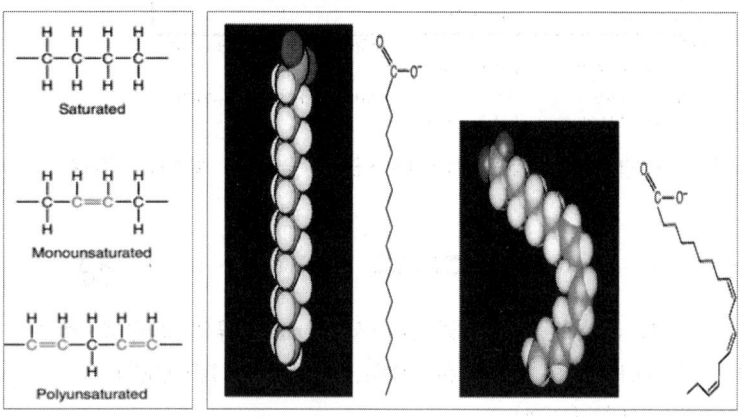

- 종류 : acetyl-CoA로 부터 합성
    cf. 델타체계, 오메가체계

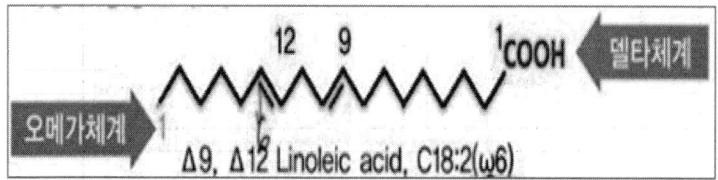

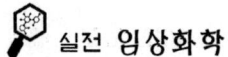

지방산		기호	구조
포화 지방산	라우르산 (Lauric acid)	12:0	$CH_3(CH_2)_{10}COOH$
	미리스트산 (Myristic acid)	14:0	$CH_3(CH_2)_{12}COOH$
	팔미트산 (Palmitic acid)	16:0	$CH_3(CH_2)_{14}COOH$
	스테아르산 (Stearic acid)	18:0	$CH_3(CH_2)_{16}COOH$
	아라키드산 (Arachidic acid)	20:0	$CH_3(CH_2)_{18}COOH$
불포화 지방산	팔미톨레산 (Pamitoleic acid)	16:1($\Delta 9$)	$CH_3(CH_2)_5CH=CH(CH_2)_7COOH$
	올레산 (Oleic acid)	18:1($\Delta 9$)	$CH_3(CH_2)_7CH=CH(CH_2)_7COOH$
	리놀레산* (Linoleic acid)	18:2($\Delta 9,12$)	$CH_3(CH_2)_4(CH=CHCH_2)_2(CH_2)_6COOH$
	리놀렌산* (Linolenic acid)	18:3 ($\Delta 9,12,15$)	$CH_3CH_2(CH=CHCH_2)_3(CH_2)_6COOH$
	아라키돈산 (Arachidonic acid)	20:4 ($\Delta 5,8,11,14$)	$CH_3(CH_2)_4(CH=CHCH_2)_4(CH_2)_2COOH$
	아이코사펜타에노산 (Eicosapentaenoic acid)	20:5 ($\Delta 5,8,11,14,17$)	$CH_3CH_2(CH=CHCH_2)_5(CH_2)_2COOH$

- 에스테르형 지방산 : 알코올기에 에스테르 결합을 통하여 존재

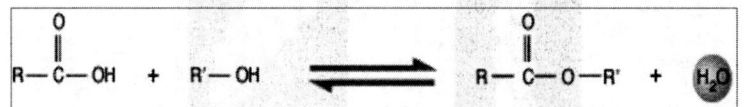

cf. 글리세롤에 에스테르 결합을 통해서 여러 종류의 물질을 생성
→ 트리글리세리드 (C16 or C18), 인지질 (C18~C22), 스핑고지질 (C24)

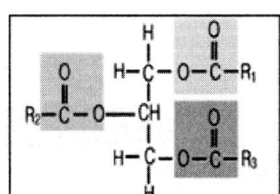

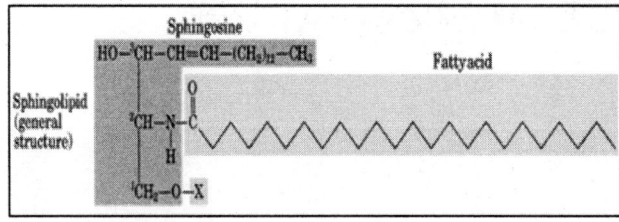

■ 중성지방
- 한 분자의 글리세롤과 3분자의 지방산으로 구성

cf. C-1(á), C-2(â), C-3(á')

- 트리글리세리드가 조직 저장 지방의 95%를 구성
- 중성지방의 종류
    1) 내인성 중성지방
        간에서 합성되어 초저밀도지단백 (VLDL)의 성분으로 혈중에 방출
    2) 외인성 중성지방
        장에서 흡수된 모노글리세리드 및 지방산이 장점막세포에서 재합성 후 킬로미크론 (chylomicron)의 성분으로 혈중에 방출
- 아실글리세롤 : 포스포글리세리드 (인지질)
    1) 글리세롤 1번과 2번 탄소에 지방산이 3번 탄소에 인산(기능기 포함)이 결합한 형태

    > **인지질 = 포스파티드산 + 기능기**
    > ↳ 글리세롤 + 지방산 + 인산

    2) 인산에 결합하는 기능기의 종류에 따라서 명명함
        ex] 콜린, 에탄올아민, 세린
            → 포스파티딜 콜린 (레시틴), 포스파티딜 에탄올아민, 포스파티딜 세린
    3) 포스파티딜콜린
        ① 폐의 폐포에서 분비되면 표면활성제의 역할
            cf. 임신중에 태아의 폐성숙을 확인하기 위해서 측정하기도 함.
        ② 지질단백질에서 에스터형 콜레스테롤 합성시 지방산 제공
    4) 포스파티딜에탄올아민 : 혈소판 성분으로 응고기전에 작용

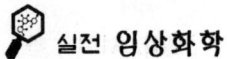

- 검사법

    ▶ 효소법

    TG + 3H₂O —Lipase→ Glycerol + 3 fatty acid

    Glycerol + ATP —Glycerolkinase(GK)→ Glycerol-3-phosphate + ADP

    방법 A
    ADP + 포스포엔올피루브산 —Pyruvate kinase→ ATP + 피루브산
    피루브산 + NADH + H⁺ —LDH→ 젖산 + NAD⁺

    방법 B
    Glycerol-3-phophate + O₂ —GPO→ dihydroxyacetone + H₂O₂
    H₂O₂ + phenol + 4-AAP —Peroxidase→ 적색퀴논 + 2H₂O

■ 콜레스테롤
  - 구조
    1) 27개의 탄소로 구성
    2) 6각형 고리 3개와 5각형 고리 1개로 구성된 스테로이드 핵을 가지며, 3번탄소에 히드록실기(-OH)를 5, 6번 탄소사이에 이중결합을 포함
    3) 막성분으로 모든 세포에 존재, 생식샘과 부신피질 호르몬의 전구체

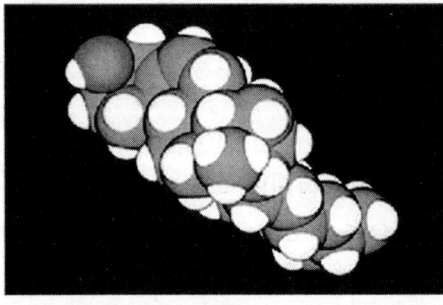
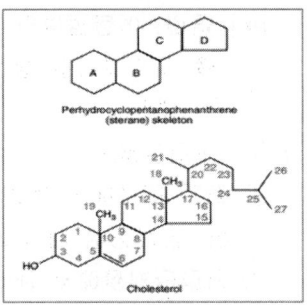

  - 콜레스테롤 에스테르화
    1) 아실 콜레스테롤 아실전이효소 (Acyl cholesterol acyltransferase, ACAT)가 세포내에서 유리 콜레스테롤의 세포 독성 감소에 도움

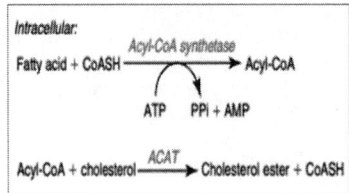
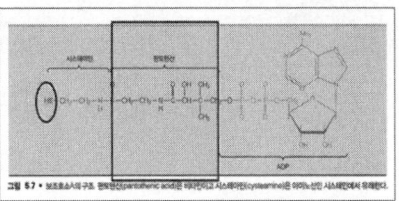

2) 레시틴 콜레스테롤 아실전이효소 (Lesithin cholesterol acryltransferase, LCAT)이 혈장의 지질단백질에서 에스테르형 콜레스테롤 합성
cf. 혈장 내 총 콜레스테롤의 약 70%

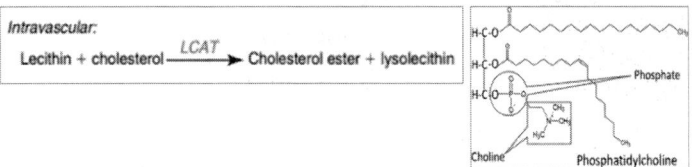

- 콜레스테롤의 이화작용
    1) 일부 내분비세포와 간세포에서 진행 cf. 리파제 (lipase)
    2) 일일 생산량의 1/3 (400mg/day)이 간에서 담즙산(1차)으로 전환
        → 지질의 흡수를 위한 유화제로 작용

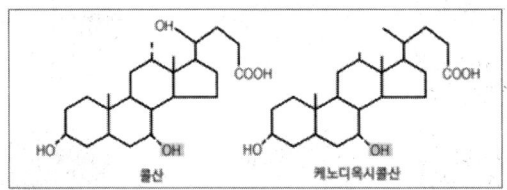

    3) 약 90%가 장간순환으로 간에 재흡수
    4) 일부가 장내세균에 의해 2차 담즙산 생성
- 검사법
    ▶ COD-POD (cholesterol oxidase-peroxidase)법

    Cholesterol ester $\xrightarrow{Cholesterol\ esterase}$ Cholesterol + Fatty acid

    Cholesterol $\xrightarrow{Cholesterol\ oxidase}$ Cholest-4-en-3-one + H_2O_2

    H_2O_2 + Phenol + 4-AAP $\xrightarrow{peroxidase}$ Quinoneimine + $4H_2O$

■ 지질단백질
- 구성 : 아포단백과 지질층으로 구성

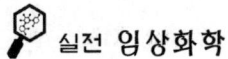

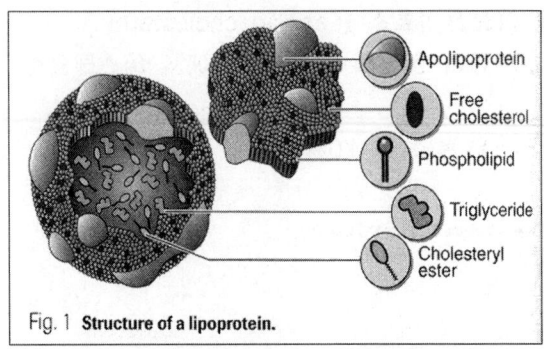

Fig. 1 **Structure of a lipoprotein.**

- 분류 : 입자의 크기, 밀도, 전기영동의 이동도에 따라 분류

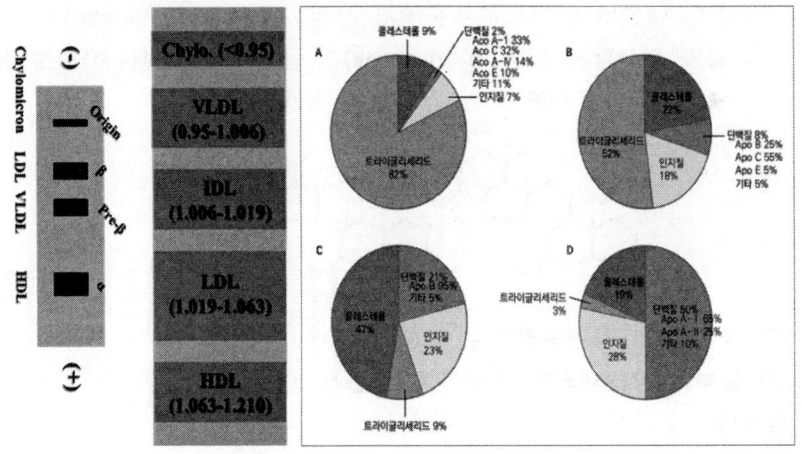

1) 킬로미크론 (Chylomicron)
   ① 입자가 가장 크고 밀도는 가장 작다.
   ② 장점막세포에서 만들어져 조직 및 근육세포에 보낼 트리글리세리드를 운반
   ③ 혈청방치시 상부에 크림층을 형성
2) 초저밀도지질단백질 (VLDL)
   ① 간에서 만들어짐.
   ② 간에서 합성된 트리글리세리드를 근육 및 지방세포로 운반
3) 중간밀도지질단백질 (IDL)
   ① VLDL의 트리글리세리드의 반정도를 전달하고 남은 일시적 잔여물
   ② 남은 트리글리세리드를 HDL에 전달하고 LDL로 전환 또는 간에서 소멸
4) 저밀도지질단백질 (LDL)
   ① 콜레스테롤이 풍부하며 IDL로부터 혈장에서 만들어짐
   ② 담즙산의 형성, 새로운 세포막의 형성, 스테로이드 호르몬의 생성

을 위한 콜레스테롤를 조직으로 운반
③ 주 성분이 에스테르형 콜레스테롤
cf. 지질단백질 소A항원 [lipoprotein little A antigen, Lp(a)]
유전적 요인에 의해 형성된 비정상적인 LDL로 아테롬성 동맥경화증과 관련 플라스미노젠과 경쟁하여 혈병의 용해를 방해함으로써 혈전증을 유발
5) 고밀도지질단백질 (HDL)
① 간과 장점막세포 양쪽에서 만들어짐.
② 크기가 4-10nm로 가장 작다.
- 아포단백질의 분류 및 특성

Apolipoprotein	Molecular Weight(Da)	Chromosomal Location	Function	Lipoprotein Carrier(s)
Apo A-I	29,016	11	Cofactor LCAT	Chylomicron, HDL
Apo A-II	17,414	1	Not known	HDL
Apo A-IV	44,465	11	Activation of LCAT	Chylomicron, HDL
Apo B-100	512,723	2	Secretion of triglycerides from liver binding protein to LDL receptor	VLDL, IDL, LDL
Apo B-48	240,800	2	Secretion of triglycerides from intestine	Chylomicron
Apo C-I	6630	19	Activation of LCAT	Chylomicron, VLDL, HDL
Apo C-II	8900	19	Cofactor LPL	Chylomicron, VLDL, HDL
Apo C-III	8800	11	Inhibition of apo C-II activation of LPL	Chylomicron, VLDL, HDL
Apo E	34,145	19	Facilitation of uptake of chylomicron remnant and IDL	Chylomicron, VLDL, HDL
Apo(a)	187,000~662,000	6	Unknown	Lp(a)

- 지질단백질 대사 : 외인성 경로

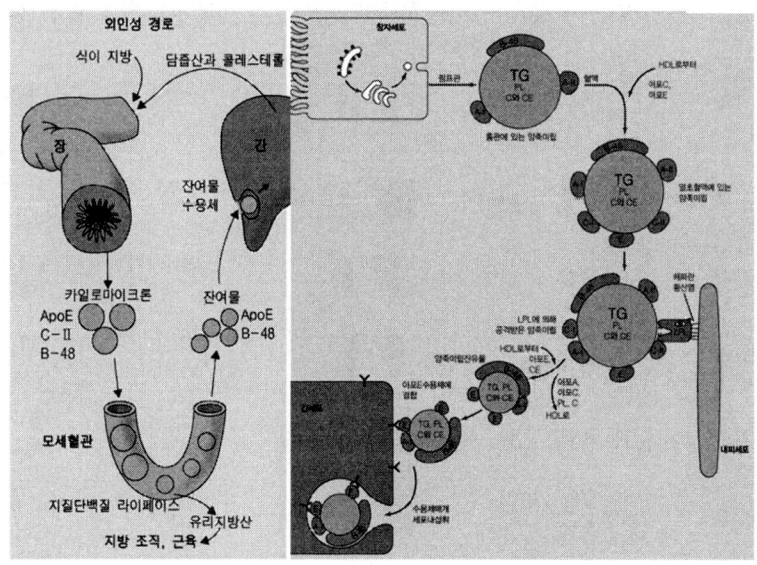

- 지질단백질 대사 : 내인성 경로

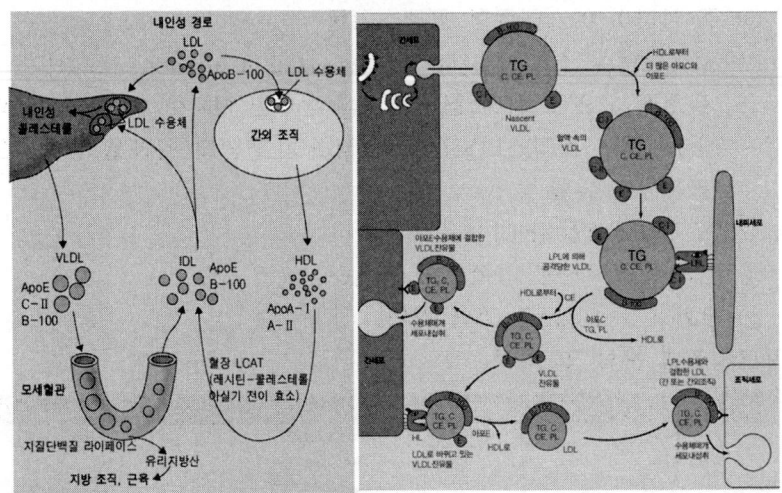

- 지질단백질 대사의 유전적 질환
  1) 단일 유전자 돌연변이 보다는 복합적인 요인에 의해서 발생
  2) 프레드릭손 (Fredrickson)과 레비 (Levy)
     지질단백질의 전기영동 패턴, 콜레스테롤과 트리글리세리드의 혈장 농도, 혈장을 방치했을때의 외관상태(크림층의 유무, 투명, 혼탁 등)에 따라 선천성 지질단백질 질환을 분류함

고지혈증 종류	혈장의 겉모양	전기영동 패턴	이상 지질단백질	이상 지질 성분
정상	투명	카일로마이크론 (존재시) Pre-β (존재시) 원점 → 이동 방향	없음	없음
I형	투명 상층: 크림층		Chylo↑↑↑	C→N TG↑↑↑↑
IIA형	투명		LDL↑↑↑	C↑↑ TG→N
IIB형	투명 또는 약간 혼탁		LDL↑↑ VLDL↑	C↑↑ TG↑
III형	혼탁		IDL↑ 이상 LDL↑	C↑↑ TG→N
IV형	우유 같은 혼탁		VLDL↑↑	C↑ or N TG↑↑
V형	전체 혼탁 상층: 크림층		Chyol↑↑↑ VLDL↑↑↑	C↑ TG↑↑↑

VIII. 지질

◎ 실무역량 다지기 실습 : 콜레스테롤 측정 (효소법)

I. 측정 원리

II. 재료 및 방법
1. 재료 : 혈청, 표준액(300mg/dl), 증류수, 효소시액(효소시약+완충액)
2. 실험방법

	검체	표준	시약블랭크
혈청 (ml)	0.02	-	-
표준액 (ml)	-	0.02	-
증류수 (ml)	-	-	0.02
효소시액 (ml)	3.0	3.0	3.0
잘 혼합하여 37℃에 5분간 반응시킨 후 시약블랭크를 대조로 60분 이내에 파장 500nm에서 흡광도 측정			

* 참고치
  130~250mg/dl

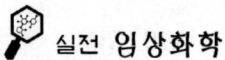 실전 임상화학

III. 실험 결과

	검체 1	검체 2
검체 흡광도		
표준액 흡광도		
시약블랭크 흡광도		
계산식		
총콜레스테롤 량		

IV. 실험 토의

V. Quiz
1. 혈중의 에스테르형 cholesterol과 free형 cholesterol의 비율은?

2. cholesterol의 화학구조식을 그리시오.

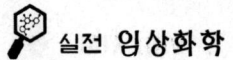

◉ 실무역량 다지기 실습 : HDL-cholesterol 측정(효소법)

I. 측정 원리

II. 재료 및 방법
1. 재료 : 표준액(50 mg/dl), 증류수, 효소시액(효소시약+완충액), 분리시액
2. 실험방법
    * 검체준비 : 혈청 0.3ml + 분리시액 0.3ml을 잘 혼합하여 실온에 방치 후 3,000rpm에서 10분간 원심분리후에 상청액을 검체로 사용

	검체	표준	시약블랭크
혈청 (ml)	0.1	-	-
표준액 (ml)	-	0.1	-
증류수 (ml)	-	-	0.1
효소시액 (ml)	3.0	3.0	3.0
잘 혼합하여 37℃에 5분간 반응시킨 후 시약블랭크를 대조로 60분 이내에 파장 500nm에서 흡광도 측정			

* 참고치
    남자 30~65mg/dl / 여자 35~80mg/dl

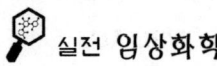 실전 임상화학

III. 실험 결과

	검체 1	검체 2
검체 흡광도		
표준액 흡광도		
시약블랭크 흡광도		
계산식		
HDL-콜레스테롤 량		

IV. 실험 토의

VIII. 지질

V. Quiz

1. HDL-cholesterol을 구성하는 성분중에서 가장 많은 것은?

2. HDL을 분리하기 위해서 사용하는 침전제 3가지는?

3. 위 침전제들이 결합하는 아포단백질의 종류는 무엇인가?

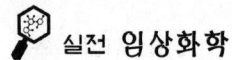 실전 임상화학

⬤ 실무역량 다지기 실습 : Triglyceride 측정 (효소법)

I. 측정 원리

II. 재료 및 방법
1. 재료 : 혈청, 표준액(300mg/dl), 증류수, 효소시액
2. 실험방법

	검체	표준	시약블랭크
혈청 (ml)	0.02	-	-
표준액 (ml)	-	0.02	-
증류수 (ml)	-	-	0.02
효소시액 (ml)	3.0	3.0	3.0
잘 혼합하여 37℃에 10분간 반응시킨 후 시약블랭크를 대조로 60분 이내에 파장 550nm에서 흡광도 측정			

* 참고치 : 남자(50-155mg/dl) / 여자(40-115mg/dl)

III. 실험 결과

	검체 1	검체 2
검체 흡광도		
표준액 흡광도		
시약블랭크 흡광도		
계산식		
중성지방		

cf. <u>HDL-cholesterol, Total cholesterol, TG의 측정을 이용하여 LDL-cholesterol 값을 계산하라.</u>

IV. 실험 토의

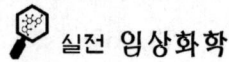 실전 임상화학

V. Quiz
1. 중성지방은 글리세롤 (   )개과 지방산 (   )개로 구성되어 있다.

2. 중성지방이 가장 많이 포함된 지질단백질은?

3. LDL-cholesterol을 구하는 계산식은?

VIII. 지질

🙂 실무역량 다지기 실습 : 지질단백질 전기영동 (부록 참조)

I. 실험 전 준비 과정
1. Fat red 7B의 제조법
   - stock stain solution

   - working stain solution

2. Tris/Barbital buffer 제조법

3. Drying oven의 온도는?

4. Destain solution 제조법

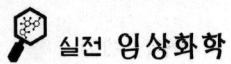 실전 임상화학

II. 실험순서

1.

2.

3.

4.

5.

6.

7.

8.

9.

10.

11.

VIII. 지질

III. 실험 결과

IV. 토의

프레드릭손과 레비에 의해 분류한 고지혈증의 분류에 대해서 기술하고 자신의 전기영동 결과와 비교하여 기술하시오.

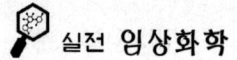

IX. 효소

■ 효소의 명명법

- 국제생화학회의 효소위원회에서 효소가 촉매하는 반응의 유형에 따라 6가지 군으로 분류하여 효소마다 번호를 부여

분류	촉매하는 반응의 종류
산화-환원효소	산화-환원반응
전달효소	작용기의 전달
가수분해효소	가수분해반응
분해효소	작용기의 제거에 의한 이중결합형성
이성화효소	이성화반응
연결효소	두 분자가 결합되는 반응

- 산화환원효소 (oxidoreductase, EC1)
    1) 산화, 산소 첨가, 탈수소, 수소첨가 등 산화환원반응을 촉매하는 효소
    2) 탈수소효소 (dehydrogenase), 산화효소 (oxidase),
       과산화효소 (peroxidase) 등

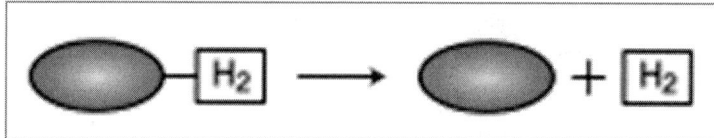

- 전달 또는 전이효소(Transferase, EC2)
    1) 아미노기, 메틸기, 인산기, 카르복실기 등을 한 기질로부터 다른 기질로 전달하는 반응을 촉매하는 효소
    2) 키나아제 (kinase)
       ATP와 같은 고에너지로부터 인산기를 전달하는 효소

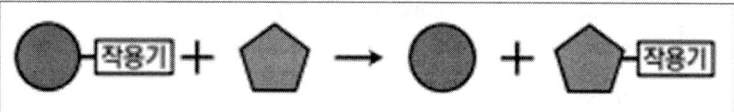

- 가수분해효소 (Hydrolase, EC3)
    1) 탄소-탄소, 탄소-질소, 인산-산소 및 기타 단일결합의 가수분해를 촉매하는 효소
    2) 에스터라아제 (Esterase; 에스테르 분해효소), 아밀라아제 (Amylase; 전분 분해효소), 리파제 (Lipase), 펩티다아제 (peptidase; 펩티드 분

해효소) 등

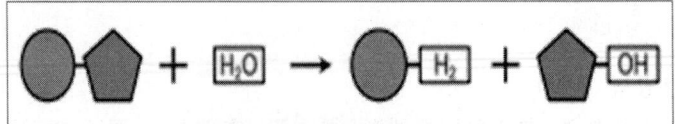

- 분해효소 (Lyase, EC4)
    1) 가수분해에 의하지 않고 기질로부터 기를 제거해 이중결합이나 고리를 생성하는 반응을 촉매하는 효소
    2) 탈카르복실화효소 (decarboxylase), 알돌라아제 (aldolase), 탈수효소 (dehydratase) 등

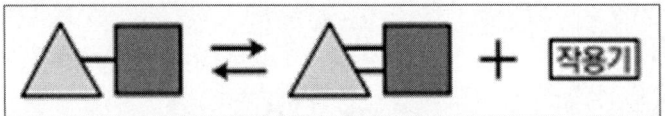

- 이성화효소 (Isomerase, EC5)
    1) 이성질체간의 상호전환을 촉매하는 효소로 한분자 내에서 한 곳으로부터 다른 한 곳으로 기를 이동시켜 기질의 구조를 변경시키는 효소
    2) 라세미화효소 (racemase), 입체 이성질체효소 (epimerase), 뮤테이스 (mutase) 등

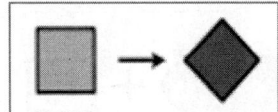

- 연결효소 (Ligase, EC6)
    1) ATP 또는 다른 고에너지 인산화합물과 공역하여 2개의 분자를 연결시키는 효소
    2) DNA ligase, RNA ligase

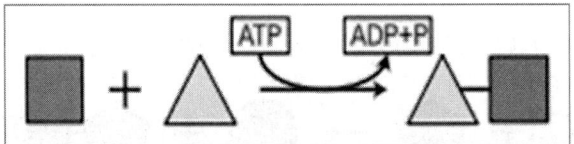

- 효소의 하위 분류
    반응의 유형에 따른 분류 이후에 반응에 참여하는 작용기, 수용체 등으로 3단계의 하위 분류를 진행하여 EC 1.1.1.1과 같이 표시

IX. 효소

■ 동종효소 (Isoenzyme)
- 동일한 반응을 촉매할 수 있지만 구조적인 측면에서 다른 효소
- 전기영동 이동성, 면역학적 반응성, 화학적 또는 열적 불활성 같은 특성의 차이로 구별
- 명명법 : 전기영동에 의해 분리된 분획에 따른 명명이 일반적
    1) 그 수가 많은 경우
        ① 양극으로의 이동이 빠른 순서대로 번호를 붙여서 명명
        ② LD1, LD2, LD3, LD4, LD5
        ③ ALP1, ALP2, ALP3, ALP4, ALP5, ALP6
    2) 그 수가 2개 또는 3개일 경우
        ① 번호, 유래장기 이름, 소단위체로 표기
        ② CK1, CK2, CK3
        ③ 타액 amylase, 췌장 amylase
        ④ CK-BB, CK-MB, CK-MM
    3) 통상 분리되는 분획이외의 것 : 정해진 바 없음

■ 효소 활성에 영향을 미치는 요인
- 효소의 농도
  기질의 농도가 충분할 때 반응속도는 효소의 농도에 비례

- 기질의 농도 : 효소의 량이 일정할 때
  1) 일차반응(first order kinetic) : 반응속도는 기질의 농도에 비례
  2) 영차반응(zero order kinetic)
     기질의 농도와 상관없이 최대반응속도를 보임
     cf. 최대반응속도(maximum velosity, Vmax)
  3) 미카엘리스정수 (Km)
     ① ½ Vmax일 때의 기질의 농도
     ② 기질과의 친화성이 높을수록 Km이 낮음
  4) 미카엘리스-멘텐식 vs 라인위버-버크만 식

$$V = \frac{V_{max}[S]}{[S]+K_m} \Rightarrow \frac{1}{V} = \frac{1}{V_{max}} + \frac{K_m}{V_{max}} \cdot \frac{1}{[S]}$$

- pH의 영향
  1) 혈장 내의 많은 효소는 pH7~8 범위에서 최대 활성
  2) 정반응과 역반응의 최대 활성 pH는 다를 수 있음
  3) 효소 활성 측정시 최대 활성 pH 유지를 위해 완충액을 사용하기도 함
     cf> 완충액의 pH는 적정 pH의 ±1을 선택

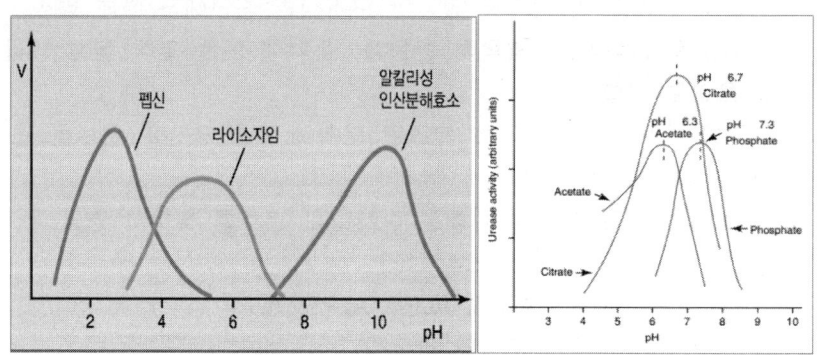

- 온도
  1) 반응 온도에 비례하지만 특정 온도까지만 유효
     → 60℃ 이상에서는 단백질 변성으로 인해 활성이 감소
  2) Q_{10} : 비촉매(2~5배 상승), 촉매(1.7~2.5배 상승)
  3) 최적온도 : 효소가 최고의 활성을 나타내는 온도
  4) 개별 효소의 온도 안정성의 차이가 있음
     ① 혈청 아밀라아제 : 실온에서 24시간 안정
     ② 산성포스파타제 : 냉장(pH6.0 미만)에서 안정

③ 알칼리성포스파타제 : 냉장보관시 활성이 증가
④ LD5 : 냉장에서 불안정하여 실온보관이 필요
5) 측정시 일반적으로 37℃±0.1℃의 정확하고 정밀한 온도제어가 필요

■ **효소의 억제제 및 활성제**
- 억제제 (inhibitor) : 반응속도를 감소시키는 물질
- 활성제 (activator) : 반응속도를 증가시키는 물질
- 억제제와 활성제는 일반적으로 소분자 또는 이온
- 경쟁적 억제제 (competitive inhibition)
  효소의 정상 기질과 유사한 구조를 가진 물질에 의해 발생
  ➔ Km이 커지고 Vmax는 변화하지 않는다.
  ex] 미토콘드리아의 효소 숙신산탈수효소

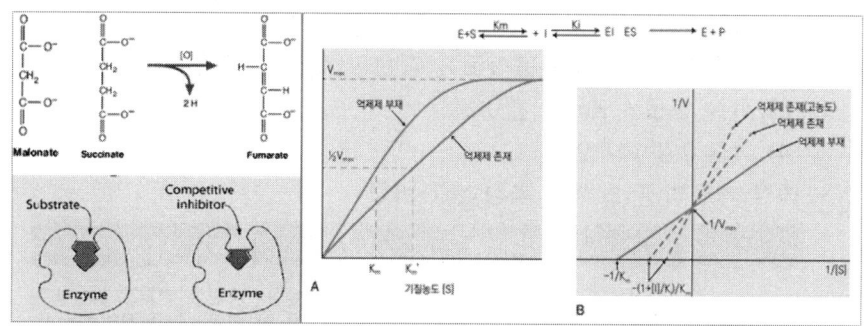

- 비경쟁억제제 (noncompetitive inhibitor)
  기질과 구조적 유사성이 없고, 기질이 결합하는 위치와 다른 위치에 결합
  ➔ Km이 변하지 않고 Vmax는 감소한다.

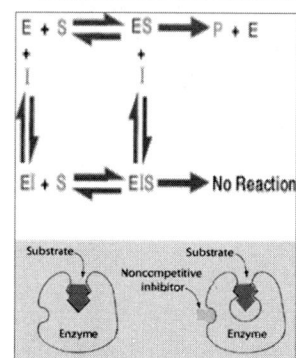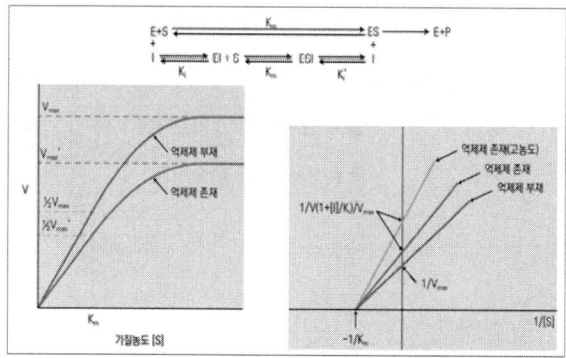

- 조효소 및 보결분자단
  1) 조효소 : 효소 단백질보다 작은 분자지만 활성제보다 더 복잡한 분자

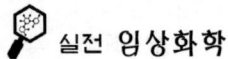

2) 종류
① 보조기질 (cosubstrate) : 효소에 단지 반응 촉매시에만 결합
② 보결분자단 (prosthetic group)
효소의 활성부위에 공유결합 또는 비공유결합으로 결합하여 작용
3) 비타민 또는 비타민 유도체에서 유래

■ 반응속도 측정

- 고정 시간 측정법 (fixed time assay) = 종점 분석법 (end point assay)
    1) 충분한 시간을 두고 효소를 작용시켜 완전히 평형에 도달한 상태(0차 반응)에서 생성물을 측정
    2) 기질이 충분한 상태에서 측정 : Km의 10배 이상
- 연속 측정법 (continuous-monitoring) = 초속도 측정법 (kinetic assay)
    1) 반응 시간 0에서의 효소 반응 속도를 측정
    2) 단위시간당 효소반응속도가 직선인 부분을 측정 1차 반응
    3) 기질 농도 : Km의 $\frac{1}{4}$ 이하
    4) 기질고갈 / 지연시간
- 종점 측정법과 초속도 측정법의 비교

	종점 측정법	초속도 측정법
조작	반응시작 후 일정한 시간이 경과한 다음 반응을 정지시키고 생성물이나 기질을 측정한다.	반응시작 후 반응 속도가 일정하게 되었을 때 흡광도의 변화로부터 생성물의 양을 구한다.
분석법	표준물질을 이용한 상대적 분석	표준물질이 불필요한 절대적 분석
측정기기	일반 분광광도계	온도 제어장치가 있는 자동 분광광도계. 정밀도가 높아야 한다.
활성치 계산	검량선으로 구함	몰흡광 계수로 구함
장점	다량의 검체를 한 번에 측정함	짧은 시간에 측정함
측정의 예	AST의 Reitman-Frankel법	AST의 Karmen(UV)법

IX. 효소

◉ 실무역량 다지기 실습 : Amylase 측정 (Caraway 변법)

I. 측정 원리

II. 재료 및 방법
1. 재료 : 혈청, 정색시액, 기질완충액
2. 실험방법

	검체	시약블랭크
기질완충액 (ml)	1.0	1.0
37℃에서 3분간 예가온한다.		
시료 (ml)	검체 0.02	증류수 0.02
37℃에서 정확히 7분 30초간 반응시킨다.		
정색시액 (ml)	1.0	1.0
증류수 (ml)	5.0	5.0
잘 혼합하여 1시간 이내에 증류수를 대조로 660nm에서 흡광도를 측정한다.		

* 참고치
  4.8~168 somogyi unit

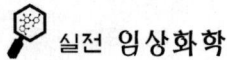

III. 실험 결과

	검체 1	검체 2
검체 흡광도		
시약블랭크 흡광도		
계산식		
amylase		

* 검체 100ml가 37℃에서 30분간 전분 10mg을 가수분해하는 활성을 1 단위로 한다.

IV. 실험 토의

IX. 효소

V. Quiz
1. Amylase의 분자내에 존재하는 이온과 활성을 촉진하는 이온은 각각 무엇인가?

2. Amylase의 2가지 동종효소는 무엇인가?

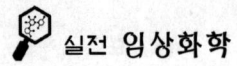

ID. 효소

◉ **실무역량 다지기 실습 : GOT-GPT 측정 (Reitman-Frankel법)**

1. 측정 원리

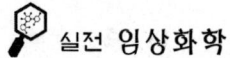 실전 임상화학

II. 재료 및 방법

1. 재료
1) 혈청, 표준곡선용 시액 (pyruvic acid)
2) GOT 기질액 : aspatatic acid, α-ketoglutamic acid
3) GPT 기질액 : alanine, α-ketoglutamic acid
4) 정색시액 : 2,4-dinitrophenylhydrazine
5) 반응정지액 : 0.4 NaOH

2. 실험방법
1) 표준곡선용

	1	2	3	4	5
표준곡선용 시액 (ml)	0	0.1	0.2	0.3	0.4
기질액 (ml)	1	0.9	0.8	0.7	0.6
증류수 (ml)	0.2	0.2	0.2	0.2	0.2
정색시액(ml)	1	1	1	1	1
잘 혼합하여, 실온에 20분 방치					
0.4N NaOH 용액 (ml)	10	10	10	10	10
실온에 10분 방치후, 60분이내에 증류수를 대조로 505nm에서 흡광도 측정					

2) 검체측정용

	검체 (GOT용)	검체 (GPT용)
기질완충액 (ml)	1.0	1.0
37℃에서 5분간 예가온한다.		
혈청 (ml)	0.2	0.2
잘 혼합하여 37℃에 GOT는 60분, GPT는 30분간 방치		
정색시액 (ml)	1.0	1.0
잘 혼합하여, 실온에서 20분간 방치		
반응정지액 (ml)	10	10
잘 혼합하여 실온에 10분간 방치후 60분 이내에 505nm에서 측정		

* **참고치**
GOT : 8~40karmen / GPT : 5~30karmen

IX. 효소

III. 실험 결과

1) 표준곡선용 결과

	1	2	3	4	5
GOT 흡광도					
GPT 흡광도					

2) 검체 결과

	GOT 검체	GPT 검체
흡광도		
결과값		

IV. 실험 토의

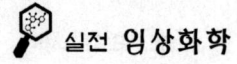

V. Quiz
1. GOT/GPT 효소의 반응 보조효소는?

2. UV법을 이용한 GOT/GPT 측정에서 사용하는 효소는 각각 무엇인가?

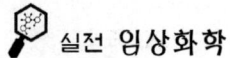
실전 임상화학

◉ 실무역량 다지기 실습 : TIBC & serum Fe 측정

I. 측정 원리

II. 재료 및 방법
1. 재료

   철용액(염화제2철), 표준액(황산제1철암모늄), 흡착제(탄산마그네슘), 환원제(아스코르브산), 정색시액(2-(5-니트로-2-피리딜아조)-5-(N-프로필-N-설포프로필 아니노)-페놀

2. 실험방법

   1) 상청액의 분리
      - 검체 0.2ml에 철용액 0.4ml을 첨가하여 잘 혼합한다.
      - 흡착제 1 스푼을 가하고 잘 혼합하여 실온에 10분 방치한다.
      - 3,000rpm에서 10분간 원심분리 후 상청액 0.1ml을 취한다.

   2) 철 측정조작

	TIBC용	혈청철용	표준용	Blank
	상청액 0.1 ml	혈청 0.1 ml	표준액 0.1 ml	증류수 0.1 ml
사용완충액	2.0 ml	2.0 ml	2.0 ml	2.0 ml
잘혼합하여 37℃에서 5분간 가온				
정색시액	0.5 ml	0.5 ml	0.5 ml	0.5 ml
잘 혼합하여 37℃에서 5분간 가온한 후, 실온에 5분 이상 방치하여 2시간 이내에 blank를 대조로 590nm에서 흡광도 측정				

* 참고치
 Fe : 남자(80-200ug/dL), 여자(70-180ug/dL)
 TIBC : 남자(250-380ug/dL), 여자(250-450ug/dL)

III. 실험 결과

1. 계산법
1) 혈청철 = 검체의 흡광도 / 표준액의 흡광도 x 200(ug/dl)
2) TIBC = 상청액의 흡광도 / 표준액의 흡광도 x 200(ug/dl) x 3
3) UIBC = TIBC - 혈청철량
4) 포화율(%) = 혈청철량 / TIBC x 100

2. 측정결과
1) 자기 결과

흡광도		혈청철 결과값	
표준액		TIBC 결과값	
혈청철		UIBC 결과값	
TIBC		포화율 (%)	

2) 조원 결과

	혈청철	TIBC	UIBC	포화율 (%)

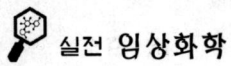 실전 임상화학

IV. 실험 토의

V. Quiz

1. Transferrin에 결합하는 철은 몇 가 철인가?

2. TIBC를 계산할 때 3을 곱해주는 이유는?

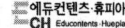

X. 탄수화물

- **탄수화물**
    - 탄소와 물의 화합물로 실험식도 대부분 탄소원자와 물분자의 구성비 즉, $(CH_2O)_n$로 나타냄.   ex] 글루코오스 $(C_6H_{12}O_6)$
    - 작용기로 알데하이드 (R-CH=O)기와 케톤 (R-CO-R)기를 갖고 많은 하이드록시 (-OH)기를 갖는 물질

- **단당류**
    - 당의 성질을 가진 최소 단위의 개별적 분자
    - 단당류 명명법
        1) 탄소수에 따른 명명법
            삼탄당 (trioses), 사탄당 (tetroses), 오탄당 (pentoses) 등
        2) 기능기의 종류에 따른 명명법
            ① 알데히드 (R-CHO) 유도체 : 알도오스
            ② 케톤 (R-CO-R) 유도체 : 케토오스
        3) 히드록실기의 위치에 따른 명명법
            ① 부제탄소(asymmetric carbon)
                탄소에 결합된 4개의 분자가 모두 다른 경우
            ② D-form : 마지막 부제탄소에 붙은 히드록실기가 오른쪽에 위치
            ③ L-form : 마지막 부제탄소에 붙은 히드록실기가 왼쪽에 위치

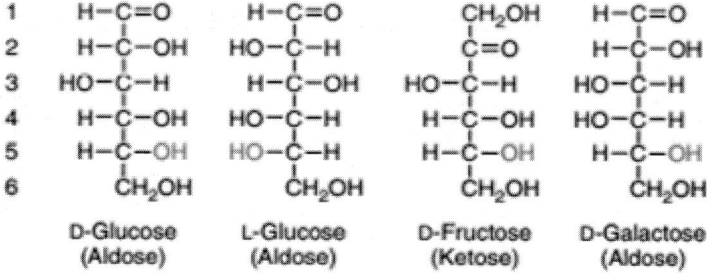

- **이당류**
    - 2개의 단당류가 글리코시드 결합에 의해 연결된 분자

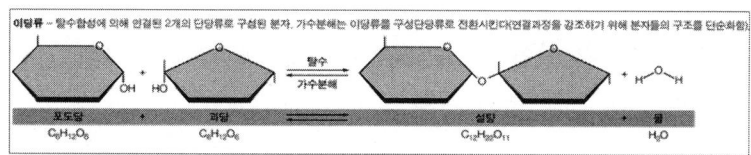

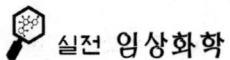

- 종류

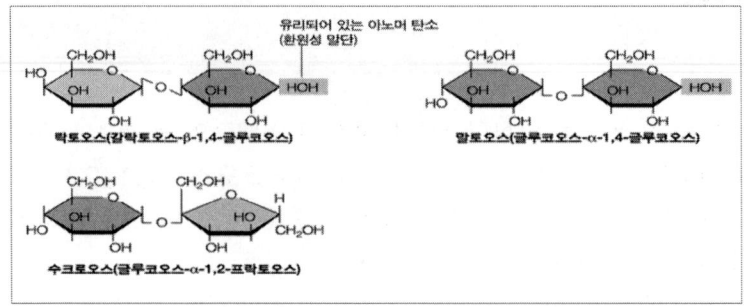

■ 다당류
- 11개 이상의 단당류가 연속적으로 결합하여 형성된 사슬분자
- 에너지 저장원 : 식물 (전분, starch), 동물 (글리코겐, glycogen)
- 구조적 지지역할 : 식물 (셀룰로오스, cellulose), 동물 (키틴, chitin)
- 전분 (starch) : 아밀로오스와 아밀로펙틴의 혼합물
  1) 아밀로오스 : 포도당의 α(1,4) 글리코시드 결합
  2) 아밀로펙틴
     포도당의 α(1,4)과 24~30개의 포도당마다 α(1,6) 글리코시드 결합
- 글리코겐 (glycogen)
  1) 포도당의 α(1,4)과 8~12개의 포도당마다 α(1,6) 글리코시드 결합
  2) 간에 가장 풍부하며, 뼈대근에서도 발견
- 셀룰로오스 (cellulose)
  1) 식물의 구조적 역할
  2) 포도당의 β(1,4) 글리코시드 결합   cf. 셀룰레이스 (cellulose)

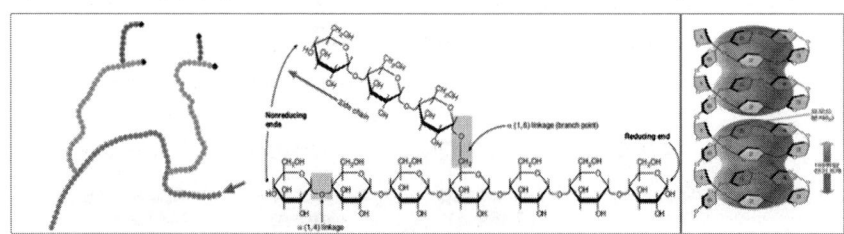

■ 탄수화물의 소화와 흡수
- 입안
  녹말과 글리코겐은 타액 아밀레이스에 의해 덱스트린과 맥아당으로 분해
- 위 : 산성 pH로 인해 분해 억제

- 소장

    알칼리성 이자액으로 pH가 증가하여 이자성 아밀라아제가 녹말을 분해
    - ➔ 소장점막의 효소 (말테이스, 락테이스, 슈크레이스)로 인해 단당류로 분해 (포도당, 갈락토스, 과당)
    - ➔ 포도당과 갈락토스는 촉진확산으로 점막세포에 흡수되어 간으로 운반
    - ➔ 과당의 흡수는 포도당과 갈락토스에 비해 느리게 흡수
        cf. 흡수과정에서 과당이 포도당으로 전환
- 혈당의 조절 기전

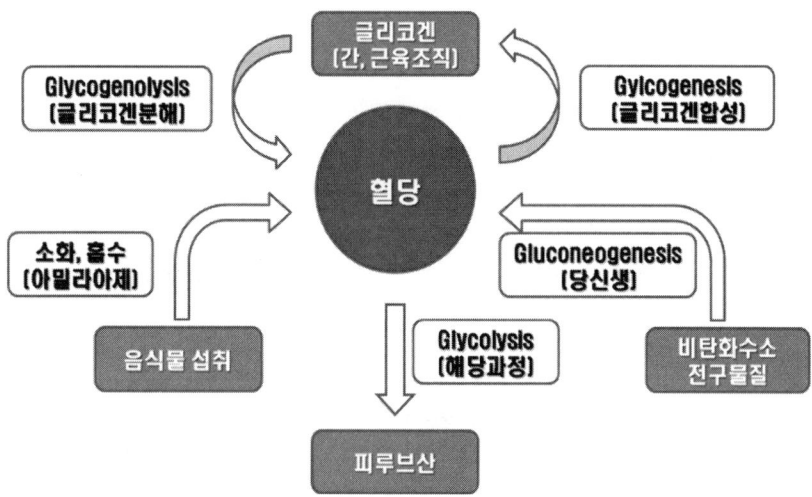

■ 체액에서의 포도당 측정
  - 혈액 글루코오스 측정
    1) 헥소키나아제 분석법
        ① 혈당 측정의 표준법
        ② 원리

        포도당 + ATP $\xrightarrow{\text{Hexokinase} \atop Mg^{2+}}$ 포도당-6-인산(G-6-P) + ADP

        포도당-6-인산 + NADP⁺ $\xrightarrow{\text{G-6-P DH}}$ 6-인산글루콘산 + NADPH + H⁺
        340nm 흡광도 측정

    2) 포도당 산화효소 (Glucose oxidase, GOD)법
        ① GOD는 산소의 존재하에 β-포도당와 높은 반응 특이성을 보임
            ➔ 변선광효소 (mutarotase) 첨가 : α-포도당을 β-포도당으로 전환

$$\beta\text{-포도당} + H_2O + O_2 \xrightarrow{GOD} \text{글루콘산} + H_2O_2$$

cf. 산소 전극으로 소비된 O_2를 측정 >>> 응급검사용
② 과산화효소를 이용한 공역반응
cf. 요산, 아스코르브산 같은 환원물질로 위음성을 보임

$$H_2O_2 + \text{페놀} + 4\text{-아미노안티피린} \xrightarrow{POD} \text{적색 퀴논} + H_2O$$

3) 포도당 탈수소효소 (Glucose dehydrogenase, GDH)법
   ① 변선광효소 (mutarotase) 첨가 : â-포도당을 â-포도당으로 전환
   ② 항응고제 및 정상 혈청성분들의 간섭이 없으며, HK법의 결과와도 잘 일치
   ③ 원리

$$\beta\text{-포도당} + NAD^+ \xrightarrow{GDH} D\text{-포도당-}\delta\text{-락톤} + NADH + H^+$$

4) 포도당 산화효소-과산화수소 전극법 : 현장검사

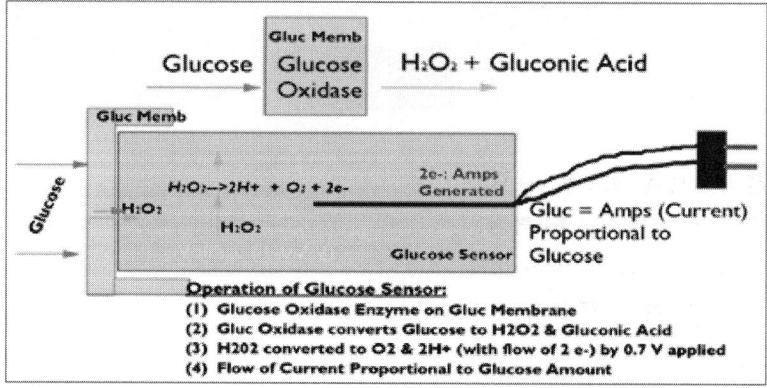

- 경구 포도당 내성 검사 (oral glucose tolerance test, OGTT)
  1) 이자의 당 처리 능력을 알아보기 위한 검사
  2) 포도당 경구 투여후 빠르게 증가하여 30~60분에 최고치, 90~120분 정도에 낮아지고 180분 이내에는 정상치로 회복
  3) 환자는 검사 전 3일 동안 충분한 열량의 식사를 섭취
  4) 약물투여는 피함. steroids, estrogen, propranolol, phenytoin 등
  5) 과정
     ① 검사 전날 저녁 식사후 금식 (공복시간 10~16시간)
     ② 검사 당일 아침 공복에 혈청 포도당을 측정

X. 탄수화물

  ③ 체중 kg당 1.75g(최대 75g)의 순수 포도당을 섭취
  ④ 투여 후 3시간 동안 30분 간격으로 혈청 글루코오스 농도를 측정
 6) 판정
  ① 당뇨병 : 투여 후 2시간의 혈당치가 200mg/dL 이상인 경우
  ② 내당능 장애 : 2시간의 농도가 140~200mg/dL이거나
       적어도 한 번은 200mg/dL 이상인 경우

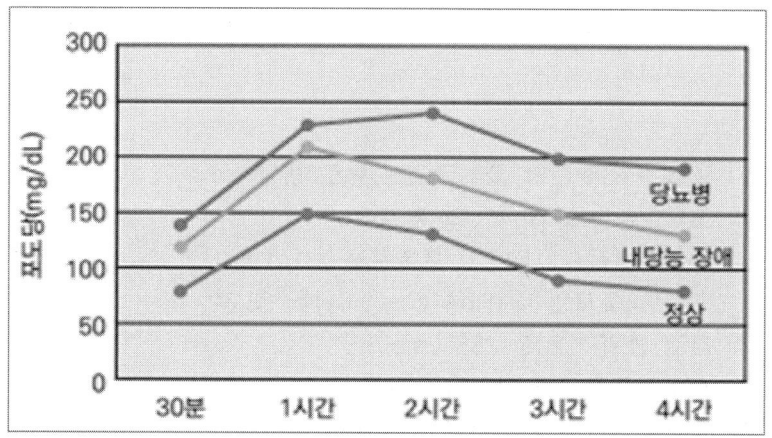

- 당화헤모글로빈 (Glycated hemoglobin, HbA1c)
 1) 당화 : 단백질의 아미노기에 당이 비효소적으로 결합한 것
 2) 성인 Hb : HbA(90%), HbA_1(7%), HbA_2(2.5%), HbF(0.5%)
 3) HbA_1 : 당화헤모글로빈의 총칭
  ① 아분획 : HbA_{1a}, HbA_{1b}, HbA_{1c}
      β-N-CHO-P, β-N-CHO, β-N-포도당
  ② fast Hb으로 HbA_1 의 80%가 HbA_{1c}
 4) HbA1c 기준범위
  ① 6.5% 이상이면 당뇨병
  ② 5.7~6.4% : 당뇨병 발병 고위험

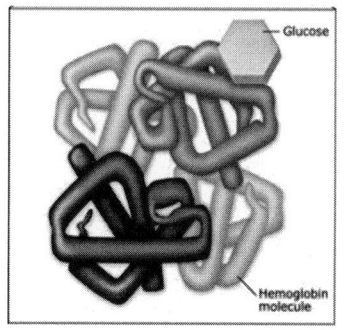 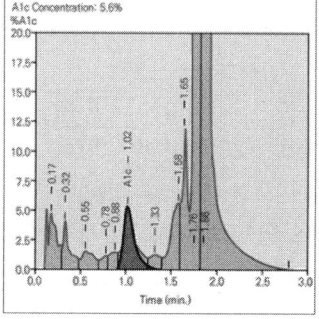

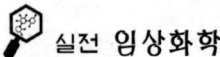

- 프록토사민
    1) 혈청 단백질과 당이 결합한 형태
        → 대부분이 알부민과 결합 : 당화알부민

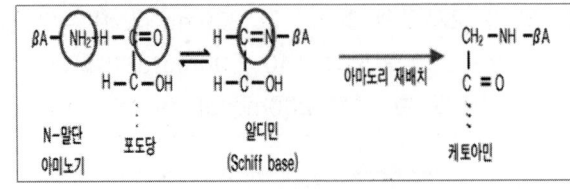
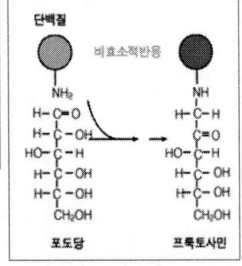

    2) 과거 2~3주전의 글루코오스 농도 반영
    3) 프록토사민과 HbA1c의 관계식
        ① HbA1c = 0.017 x 프록토사민 + 1.61
        ② 프록토사민 = (HbA1c - 1.61) x 58.82
    4) 참고 범위 : 205~285 umol/L
- 1,5 언하이드로글루시톨 (1,5-Anhydroglucitol, : 1,5-AG)
    1) 포도당의 1번 탄소위치가 환원된 폴리올
        → 1-디옥시포도당 또는 1,5-언하이드로소르비톨
    2) 식사 등의 영향을 받지 않고, 일내변동도 없다.
    3) 신장에서 포도당와 경쟁적으로 재흡수
        → 혈중 포도당이 높아지면 신장에서 재흡수가 저해되어 혈중 농도 저하
    4) 기준범위 : 14.0 ug/mL(85.9 umol/L) 이상
- 혈당치를 반영하는 항목

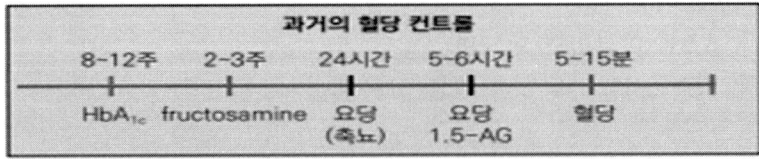

- 당뇨병 진단 기준
    1) 공복혈당 : 126mg/dL 이상
    2) 수시혈당 : 200mg/dL 이상
    3) 요당 4+ 또는 2g/일 이상
    4) 경구포도당부하시험 : 2시간 200mg/dL 이상
    5) 당화혈색소 (HbA1c) : 6.5% 이상
    6) 프록토사민 : 288umol/L 이상

X. 탄수화물

◉ 실무역량 다지기 실습 : 혈당 측정(GOD-POD법) / POCT

I. 측정 원리

II. 재료 및 방법
1. 재료 : 혈청, 표준액(200mg/dl), 증류수, 정색시액
2. 실험방법

	검체	표준	시약블랭크
혈청 (ml)	0.02	-	-
표준액 (ml)	-	0.02	-
증류수 (ml)	-	-	0.02
정색시액 (ml)	3.0	3.0	3.0
잘 혼합하여 37℃에 5분간 방치 후 시약블랭크를 대조로 30분 이내에 파장 500nm에서 흡광도 측정			

* 참고치 : 70~100(mg/dl)

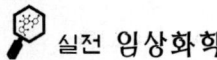
실전 임상화학

III. 실험 결과 :

	검체 1	검체 2
검체 흡광도		
표준액 흡광도		
시약블랭크 흡광도		
계산식		
혈당치		

★ 간이혈당계 측정값 :

IV. 실험 토의

X. 탄수화물

V. Quiz
1. GOD-POD법에서 과산화수소를 이용해서 발색하는데 관여되는 시약은?

2. 당뇨병의 진단을 위한 기준 3가지?

에듀컨텐츠·휴피아
Educontents·Huepia

부록

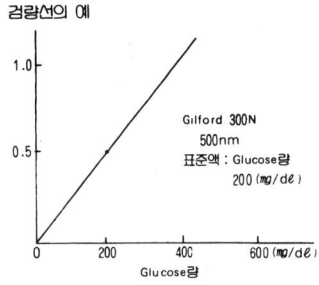

검량선의 예

Gilford 300N
500nm
표준액 : Glucose량
200 (mg/dℓ)

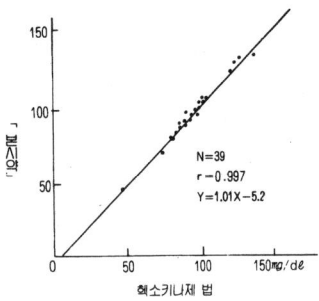

■ 다른 Method와의 상관
본 시약과 헥소키나제(HK, G-6-PDH)법과의 상관을 구한 결과는 양호했습니다.

N=39
r=0.997
Y=1.01X−5.2

■ 사용상의 주의사항
(1) 반응시간은 5분이상 20분 이내라면 지장 없습니다.
실온(15℃이상)이면 반응은 15분에 종료됩니다.
(2) 본 시약은 효소제제를 함유하고 있으므로 냉암소(2~10℃)보존을 엄수하여 주십시오.
(3) 2파장 측정시는 505nm/570nm 를 사용하여 주십시오.
(4) 정도 관리를 위하여 필요시 검량선을 재작성해 주십시오.
(5) 임상검사용외 사용을 금하여 주십시오.

■정상치
70~100 mg/dℓ

■임상학적 의의
(1) 혈당이 고치를 나타내는 경우
 ① 1차성 당뇨병
  주로 유전적 원인에 의한 Insulin의 부족
 ② 2차성 당뇨병
  Insulin길항 Hormone·글루카곤, 성장 Hormone, 부신피질 Hormone, 감상선 Hormone, ACTH등)의 증가, 췌조직(랑게르한스병)의 파괴.
 ③ 간질환
(2) 혈당이 저치를 나타내는 경우
 ① 고 Insulin 혈증
 ② Insulin 길항 Hormone 의 감소
 ③ 간질환
 ④ 저영양 상태

■동시 재현성
2가지 혈청을 시험하여 흡광도를 측정한 결과 양호한 재현성을 얻었습니다.

No.	혈 청 I (OD)	혈 청 II (OD)
1	0.230	0.846
2	0.231	0.840
3	0.228	0.840
4	0.227	0.842
5	0.228	0.842
6	0.228	0.844
7	0.228	0.843
8	0.228	0.846
9	0.228	0.843
10	0.229	0.843
$\bar{x}$	0.229	0.843
SD	0.0012	0.0021
CV	0.52%	0.25%

■저장방법 및 유효기간
냉암소보존(2~10℃), 제조후 1년

■포장단위
100회용, 150회용, 600회용

■교 환
본 의약품은 엄격한 품질관리를 필한 제품입니다.
만약 구입시 유효기간 또는 사용 기간이 경과 되었거나 변질, 변패 또는 오손된 제품등은 교환하여 드립니다.
연락처 : 시약사업부 (02) 924-5734~8

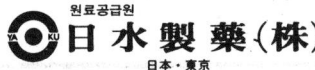

원료공급원
日水製藥(株)
日本·東京

제조발매원
아산제약(주)
본사 : 경기도 화성군 동탄면 영천리 73
서울사무소 : 924-5 7 3 4~8

실전 임상화학

아산셋트 총단백 측정용시액
Total Protein
(AM 54-1011)   Biuret법

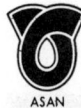

■ 측정법의 원리
혈청에 알카리성으로 구리이온을 작용시키면, 단백은 착염을 형성하여 청자색을 나타내므로 이 착염에 의하여 생성된 청자색을 파장 540nm에서 측정하여 총 단백량을 구합니다.

■ 특 징
(1) 감도, 검량선등이 우수합니다.
(2) 공존물의 방해가 적습니다.
(3) 측정이 간편합니다. (1 Step, End point)
(4) 총단백량에서 알부민량을 빼면 글로부린량을 알 수 있습니다.
(5) 자동분석기에도 적용이 가능합니다.

■ 시약내용
정색시액 (AM 54-1011) ······· 100회용 (500ml × 1)
                              ······· 200회용 (500ml × 2)

■ 측정 조작법

	검 체	표 준	시약블랭크
혈 청	0.05ml		
표 준 액		0.05ml	
증 류 수			0.05ml
정색시액	5.0ml	5.0ml	5.0ml
잘 혼합하여 37℃에서 30분간 방치			
시약블랭크를 대조로 30분 이내에 파장540nm에서 흡광도 측정			

― 측정법의 도해

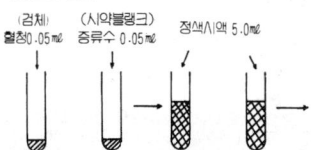

― 계산법
$$혈청중의 총단백량(g/dl) = \frac{검체의 흡광도}{표준의 흡광도} \times 표준액의 농도(g/dl)$$

― 검량선의 작성
그래프 용지의 횡축에 농도(g/dl)와 종축에 흡광도와의 대응점을 잡아서 검량선을 작성합니다.

검량선의 예

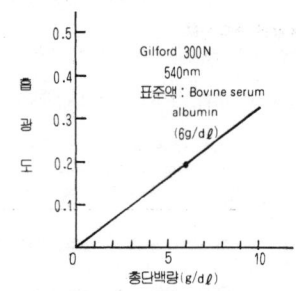

■ 사용상의 주의사항
(1) 온도의 영향이 그다지 크지는 않지만, 즉 실온에서의 반응도 가능하지만 계절차이에 따른 온도변화에 대한 정도관리를 위하여 37℃반응을 원칙으로 하여 주십시오.
(2) 20g/dl까지 Beer의 법칙이 적용되며 자동분석기에도 사용 가능합니다.
(3) 임상검사용외 사용을 금하여 주십시오.

■ 정 상 치
총 단 백 : 6.5~8.0(g/dl)
A/G비 : 1.1~1.7
$$A/G비 = \frac{알부민}{총단백 - 알부민} = \frac{알부민}{글로부린}$$

■ 저장방법 및 유효기간
실온보존, 제조후 1년 6개월

■ 포장단위
100회용, 200회용.

아산제약주식회사

■ 임상학적 의의

임상적으로 혈청단백의 농도및 조성의 이상은
(1) 공급이상(소화흡수장해) : 소화기계의 질환, 수술, 저영양 등.
(2) 합성이상 : 간 및 세포 내피계에 있어서의 단백합성의 항진 또는 저하.
(3) 분해이상 : 임신, 수유기, 갑상선 기능 항진, 당뇨병, 악성종양, 발열등.
(4) 배설이상 : 창상, 출혈, 화상, 체공, 요로, 장관의 이상등의 제인자에 의해 일어나며 이들 인자는 독립으로 또는 합병하여 각종 병상태에 있어서 혈청단백의 변동을 초래합니다.

血淸蛋白 및 그 分畵의 正常値와 異常値를 나타내는 疾患 (補体系, 血液凝固系 호르몬, 免疫 글로루빈은 제외)

	正　常　値	高	低
血淸 總蛋白	6.5~8.0 (g/dl) 肝硬変症 100(%)	M蛋白血症 (특히 10g/dl 以上) 肝硬変症 慢性炎症 림파腫	네프로제 症候群 蛋白漏出性胃腸症 悪液質, 重症肝障害 急性感染症
Alb	3.7~5.2 (g/dl) 61.3~74.1(%)		栄養攝取不足 肝硬変, 火傷肝 無 알부민 血症 異性 알부민 血症
α_1	0.10~0.22 (g/dl) 1.3~2.9(%)	肝癌 (α_1 - Fetoprotein) 急性慢性炎症 (α_1 - antitrypsin) 腎不全 (α_1 - micro globulin) 妊娠 (Transcortin)	汎發性急性肝障害 肝疾患 Tangier 病 (HDL) 肝硬変 (α_1 - microglobulin)
α_1/α_2		妊娠(셀루로 플라스민)	Wilson病(셀루로 플라스민) 肝疾患(Gc 글로부린)
α_2	0.30~0.75 (g/dl) 4.1~10.1(%)	炎症疾患(헵토 글로빈 type 1-1) 妊娠 (pregnancy zone protein) 네프로제, 肝疾患및 糖尿病 　(α_2 - 마크로 글로부린)	悪性腫瘍 (α_2 - HS - glycoprotein) 肝疾患과 溶血性疾患(헵토글로빈)
α_2/β_1			肝障害(血淸 콜리 에스테라제)
β	0.56~0.80 (g/dl) 7.6~10.8(%)	妊娠(steroid- binding β-globulin) 妊娠(트란스 페리) 腎不全 (β_2 - microglobulin) 高脂血症 (β - lipoprotein)	肝疾患, 溶血性疾患(헤모 펩신) 네프로제(트란스 페리)

■ 교 환

본 의약품은 엄격한 품질관리를 필한 제품입니다. 만약 구입시 유효기간 또는 사용 기간이 경과 되었거나 변질, 변패 또는 오손된 제품등은 교환하여 드립니다.
연락처 : 시약사업부 (02)3290-5700

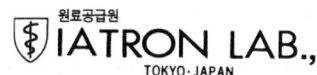
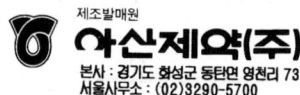

실전 임상화학

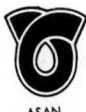

Albumin 측정용시액
(AM 127-K)

B.C.G법

■ 측정법의 원리
알부민은 pH4.0부근에서 BCG와 반응하여 알부민량에 비례하여 녹색을 나타내므로 이것을 파장 630nm에서 측정하여 알부민량을 구합니다.

■ 특 징
(1) 재현성이 우수합니다.
(2) 공존물질(빌리루빈, 헤모글로빈, 설파제 등)의 영향이 없습니다.
(3) 측정이 간편하며, 단시간에 할 수 있습니다.
(4) 장기간 보존이 가능합니다.
(5) 자동분석기에 적용이 가능합니다.

■ 시약내용
정색시약(AM127-1) …… 100회용(500㎖×1)
　　　　　　　　　　　　…… 200회용(500㎖×2)

■ 측정조작법

	검 체	표 준	시약Blank
혈 청	0.02㎖	—	—
표 준 액	—	0.02㎖	—
증 류 수	—	—	0.02㎖ ※
정색시약	5.0㎖	5.0㎖	5.0㎖

잘 혼합하여 실온에 10분간 방치
30분 이내에 시약블랭크를 대조로 파장 630nm에서 흡광도 측정

※시약블랭크의 증류수 0.02㎖는 생략해도 결과에 영향이 없음.

― 측정법의 도해

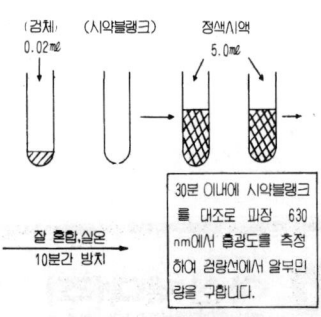

― 계 산 법
혈청 중의 알부민 량(g/dℓ) = $\dfrac{\text{혈청의 흡광도}}{\text{표준액의 흡광도}}$ × 표준액의 농도(g/dℓ)

― 검량선의 작성
Graph용지의 횡축에 농도(g/dℓ)와, 종축에 흡광도와의 대응점을 잡아서 검량선을 작성합니다.

검량선의 예

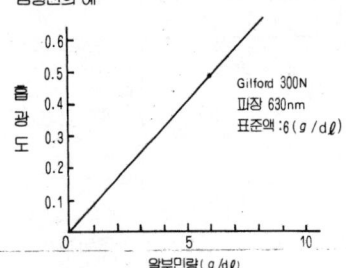

■ 측정상의 주의사항
(1) 온도에 의한 영향(20~30℃)은 그다지 없지만, 온도 변화가 커지면 반드시 검량선을 재작성해 주십시오.
(2) 항응고제 가운데서 EDTA 2 Na, NF 수산염은 통상의 사용농도에서는 영향이 없지만, 헤파린은 약간 낮은 값을 나타냅니다.
(3) 10 g/dℓ까지 Beer의 법칙이 적용되며 자동분석기에도 사용 가능합니다.

■ 정 상 치
알부민 : 3.7~5.2 g/dℓ
A/G비 : 1.1~1.7
A/G비 = $\dfrac{\text{알부민}}{\text{총단백 - 알부민}}$ = $\dfrac{\text{알부민}}{\text{글로부린}}$

■ 저장방법 및 유효기간
냉암소보존(2-10℃), 제조후 18개월

■ 포장단위   100회용, 200회용

아산제약주식회사

■ 임상학적 의의

사람의 혈액 중에는 3,500～5,500mg/dl의 알부민이 들어있으며 그 분자량은 66,000입니다.
알부민은 단백질의 성분이며, 삼투압의 유지, 이온물질의 운반등의 기능을 가집니다. 특히, 간질환, 네프로제 염증등에서 감소하며, 또한 선천적으로 결핍증의 경우도 나타납니다.
알부민은 총단백 검사와 병행 실시하여 A/G 비에 의한 간질환 검사에 중요한 의의를 가집니다.

血淸蛋白 및 그 分劃의 正常値와 異常値를 나타내는 疾患 (補體系, 血液凝固系, 호르몬, 免疫 글로부린은 제외)

	正 常 値	高	低
血淸總蛋白	6.5～8.0(g/dl) 100(%)	M蛋白血症 (특히 10g/dl 以上) 肝硬變症 慢性炎症 림프腫	네프로제 症候群 蛋白漏出性胃腸症 惡液質, 重症肝障害 急性感染症
Alb	3.7～5.2(g/dl) 61.3～74.1(%)		栄養攝取不足 肝硬變, 火傷 無 알부민 血症 異性 알부민 血症
α_1	0.10～0.22(g/dl) 1.3～2.9(%)	肝癌 (α_1-Fetoprotein) 急性慢性炎症 (α_1-antitrypsin) 腎不全 (α_1-microglobulin) 妊娠 (Transcortin)	凡發性急性肝障害 肝疾患 Tangier病 (HDL) 肝硬變 (α_1-microglobulin)
α_1/α_2		妊娠 (셀루로 플라스민)	Wilson 病 (셀루로 플라스민) 肝疾患 (Gc글로부린)
α_2	0.30～0.75(g/dl) 4.1～10.1(%)	炎症疾患 (헵토글로빈 type1-1) 妊娠 (pregnancy zone protein) 네프로제, 肝疾患 및 糖尿病 (α_2-마크로 글로부린)	惡性腫瘍 (α_2-HS-glycoprotein) 肝疾患과 溶血性疾患 (헵토글로빈)
α_2/β_1			肝障害 (血淸 콜리 에스테리제)
β	0.56～0.80(g/dl) 7.6～10.8(%)	妊娠 (steroid-binding β-globulin) 妊娠 (트란스 페리) 腎不全 (β_2-microglobulin) 高脂血症 (β-lipoprotein)	肝疾患, 溶血性疾患 (해모펩신) 네프로제 (트란스 페리)
α_3		單球性血病 (리틈)	

■ 교 환

본 의약품은 엄격한 품질관리를 필한 제품입니다. 만약 구입시 유효기간 또는 사용 기간이 경과 되었거나 변질, 변패 또는 오손된 제품등은 교환하여 드립니다.
연락처 : 시약사업부 (02)924-5734～8

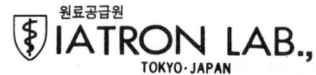
원료공급원
IATRON LAB.,
TOKYO·JAPAN

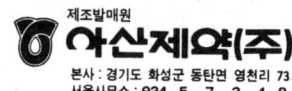
제조발매원
아산제약(주)
본사 : 경기도 화성군 동탄면 영천리 73
서울사무소 : 924-5 7 3 4～8

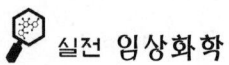

TITAN GEL Serum Protein System

Cat. No. 3041

Helena Laboratories

The Helena TITAN GEL Serum Protein System is intended for the separation and quantitation of serum proteins by agarose gel electrophoresis.

SUMMARY
Serum contains over one hundred individual proteins, each with a specific set of functions and subject to specific variation in concentration under different pathologic conditions.[1]

Since the introduction of moving-boundary electrophoresis by Tiselius[2] and the subsequent use of zone electrophoresis, serum proteins have been fractionated on the basis of their electrical charge at a particular pH into five classical fractions: albumin, $alpha_1$, $alpha_2$, beta and gamma proteins. Each of these classical electrophoretic zones normally contains two or more components. Approximately fifteen serum proteins have been studied extensively because they may be measured easily.[3-5]

PRINCIPLE
Proteins are large molecules composed of covalently linked amino acids. Depending on electron distributions resulting from covalent or ionic bonding or structural subgroups, proteins can be either polar or nonpolar at a given pH. In the TITAN GEL Serum Protein procedure, proteins are separated according to their respective electrical charges at 8.4-8.8 on agarose gel using both the electrophoretic and electroendosmotic forces present in the system. The proteins are then stained with Amido Black staining solution.

REAGENT
1. **TITAN GEL Serum Protein Gel**
   Ingredients: Each gel contains agarose in barbital buffer with 0.01% thimerosal added as a preservative.
   WARNING: FOR IN-VITRO DIAGNOSTIC USE ONLY.
   Preparation for Use: The gels are ready for use as packaged.
   Storage and Stability: The gels should be stored at room temperature (15 to 30°C) and are stable until the expiration date indicated on the package. The gels must be stored in the protective packaging in which they are shipped. DO NOT REFRIGERATE OR FREEZE THE GELS.
   Signs of Deterioration: Any of the following conditions may indicate deterioration of the gel: (1) crystalline appearance indicating the agarose has been frozen, (2) cracking and peeling indicating drying of the agarose, (3) bacterial growth indicating contamination.
2. **TITAN GEL Serum Protein Buffer**
   Ingredients: The buffer is a barbital-sodium barbital buffer with 0.1% sodium azide added as a preservative; pH 8.4-8.8.
   WARNING: FOR IN-VITRO DIAGNOSTIC USE ONLY. DO NOT INGEST.
   The buffer contains barbital which, in sufficient quantity, can be toxic. To prevent the formation of toxic vapors, sodium azide should not be mixed with acidic solutions. When discarding reagents containing sodium azide, always flush sink with copious quantities of water. This will prevent the formation of metallic azides which, when highly concentrated in metal, are potentially explosive. In addition to purging with water, plumbing should occasionally be decontaminated with 10% NaOH.
   Preparation for Use: Dissolve one bag in 1500 mL of deionized water. The buffer is ready for use when all material is completely dissolved.
   Storage and Stability: The packaged buffer should be stored at 15 to 30°C and is stable until the expiration date indicated on the package. Diluted buffer is stable two months at 15 to 30°C.
   Signs of Deterioration: Discard packaged buffer if the material shows signs of dampness or discoloration. Discard diluted buffer if it becomes turbid.
3. **Amido Black Protein Stain**
   Ingredients: When reconstituted as directed, the stain contains 0.25% (w/v) Amido Black stain.
   WARNING: FOR IN VITRO DIAGNOSTIC USE ONLY. DO NOT INGEST.
   Preparation for Use: Dissolve the dry stain (entire contents of vial) in 1 L of the Fixative/Destain Solution made in the "Materials needed but not provided" section. Mix thoroughly for 30 minutes.
   Storage and Stability: The dry stain should be stored at 15 to 30°C and is stable until the expiration date indicated on the package. The diluted stain is stable one year stored at 15 to 30°C.
   Signs of Deterioration: The diluted stain should be a homogeneous mixture free of precipitate. Discard if precipitate forms.

INSTRUMENTS
Any high quality scanning densitometer with visible transmittance capability may be used to scan the gels. Recommended is the Helena EDC® (Cat. No. 1376), the CliniScan™ 2 (Cat. No. 1260) or the CliniScan 3 (Cat. No. 1680). Refer to the Operator's Manual for detailed instructions.

SPECIMEN COLLECTION AND HANDLING
Specimen: The specimen may be serum, plasma, urine or cerebrospinal fluid. Use of plasma will cause a fibrinogen band to appear as a distinct narrow band between the beta and gamma fractions.
Interfering Factors:
1. Hemolysis may cause false elevation in the $alpha_2$ and beta fractions.

2. Inaccurate results may be obtained on specimens left uncovered, due to evaporation.

Storage and Stability: Fresh serum or plasma is the specimen of choice. If storage is necessary, samples may be stored covered at 15 to 30°C for 4 days or 2 to 6°C for 2 weeks, or -20°C for 6 months.[7] Cerebrospinal fluid and urine specimens may be used after proper concentration (10-50X) with a concentrator.

PROCEDURE

Materials provided: The following materials needed for the procedure are contained in the TITAN GEL Serum Protein Kit (Cat. No. 3041). Individual items are not available.

TITAN GEL Serum Protein Gels (10)
TITAN GEL Serum Protein Buffer (1 pkg)
Amido Black Protein Stain (1 vial)
TITAN GEL Blotter A (20)
TITAN GEL SPE Templates (10)

Materials provided by Helena Laboratories but not contained in the kit:

ITEM	CAT. NO.
Dialamatic Microdispenser and Tubes	6210
SPE Control	5136
TITAN GEL Chamber	4063
I.O.D. (Incubator, Oven, Dryer)	5116
Titan Plus Power Supply	1504
TITAN GEL Multi-Staining Set	1558
Titan Blotter Pads	5037

Materials needed but not provided:
Glacial Acetic Acid
Methanol
Fixative/Destain Solution: Mix 1 L methanol, 1 L deionized water and 200 mL glacial acetic acid. Mix well. Use 1 L of this solution to prepare the stain solution and the remainder for destaining the gels.

SUMMARY OF CONDITIONS

Gel . . . . TITAN GEL Serum Protein Gel
Buffer Dilution . . . . 1500 mL
Sample Dilution . . . 1 part sample + 3 parts buffer
Sample Volume . . . . 3 µL
Serum Absorption Time. . . . . 4 minutes
Electrophoresis Time . . . . 15 minutes
Voltage. . . . . 120 V
Drying Time . . . . 5 minutes
Staining Time . . . . 10 minutes
Destaining Time . . . . 2 x 1 minute
Drying time (after destaining) . . . . 5 minutes
Scanning Wavelength . . . . 595 nm

Recommended EWC Parameters:
Buffer volume; mL per chamber section . . . 20 mL
Electrophoresis Voltage . . . . 85 V
Electrophoresis Time . . . . 20 minutes
Staining Time . . . . 10 minutes
Incubation Time/Temp . . . . N/A
Drying Time . . . . 15 minutes
Drying Temperature . . . . 55°C

STEP-BY-STEP METHOD

A. Preparation of the TITAN GEL CHAMBER

1. Dissolve one bag of TITAN GEL Serum Protein Buffer in 1500 mL of deionized water.
2. Pour approximately 25 mL of diluted buffer into each inner section of the chamber.
3. Cover the chamber until ready to use.

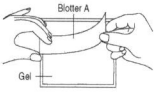

B. Sample Application

1. Dilute each patient sample and control 1:4 (1 part sample + 3 parts buffer) with TITAN GEL Serum Protein Buffer.
2. Remove the TITAN GEL Serum Protein Gel from the protective packaging. One edge of the agarose gel has been numbered for easy sample placement and identification.
3. Using Blotter A, gently blot the application area of the gel using a slight fingertip pressure on the blotter.

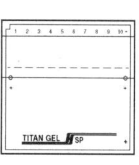

4. Carefully place the TITAN GEL SPE Template on the gel, aligning the application slits with the zero signs (0) on the sides of the gel and trying to avoid trapping any air bubbles under the template. Place a Blotter A over the template and remove any bubbles in the slit area with slight fingertip pressure. Retain the blotter for use in Step 7.

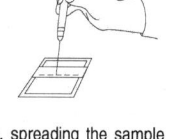

5. Place 3.0 µL of each sample onto the template slits, spreading the sample completely over the entire slit. Apply the samples as quickly as possible.
6. Wait 4 minutes after the last sample has been applied to allow the samples to diffuse into the agarose.
7. Gently blot the template with the Blotter A retained in Step 4 and then carefully remove the blotter.
8. Wait 30 seconds and then carefully remove the template.

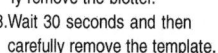

C. Electrophoresis of the Sample Gel

1. Quickly place the gel into the inner section of the chamber, agarose side down, by gently squeezing the gel into place. Position the gel so that the edges of the agarose are in the buffer and the application

point is on the cathodic (-) side. Two gels may be electrophoresed at one time.
2. Place the cover on the chamber and insure that the cover does not touch the gel. Electrophorese the gel(s) at 120 volts for 15 minutes.

D. Visualization of the Protein Bands
1. At the end of the electrophoresis period, remove the gel from the chamber and place it in methanol for 5 minutes.
2. Remove the gel from the methanol and lay it on a blotter. Then place it into an I.O.D., or other laboratory drying oven with forced air at 60-70°C for 5 minutes or until dry. The gel may be dried at a lower temperature but additional time will be required. The gel will not destain properly if it is not completely dry.
3. Fill one container of the Staining Set with prepared stain. Fill another container with Fixative/Destain Solution.
4. Remove the gel from the oven and place it in the Staining Rack. Immerse the rack into the stain for 10 minutes.
5. Remove the rack from the stain and allow it to drain on a blotter. Destain the gel by rinsing it in two (2) consecutive washes of destain solution. Allow the gel to remain in each wash for 1 minute. The gel background should be completely clear. If the gel background is not completely clear, a final water wash should be used to remove trace amounts of stain. Place the gel in tap water for 1 minute after destaining it. Wipe the back of the gel with laboratory tissue dampened with methanol to remove any remaining stain.
6. Dry the destained gel by placing it on a blotter and into an I.O.D., or other drying oven at 60-70°C until dry.

E. Evaluation of the Protein Band
Scan the dried TITAN GEL Serum Protein Gel at 595 nm.

Stability of End Product
The completed, dried TITAN GEL Serumm Protein Gel is stable for a indefinite period of time.

Quality Control
SPE Control (Cat. No. 5136) may be used to verify all phases of the procedure and should be used on each gel run. Refer to the package insert provided with the control for assay values.

RESULTS
Figure 1 illustrates the electrophoretic mobilities of the albumin, alpha$_1$, alpha$_2$, beta and gamma protein bands on TITAN GEL Serum Protein Gel. The fastest moving band, and normally the most prominent, is the albumin band found closest to the anodic edge of the gel. The faint band next to this is alpha$_1$, globulin, followed by alpha$_2$ globulin, beta and gamma globulins.

Figure 2 illustrates a typical densitometric tracing produced with the Helena EDC. The protein bands are labeled as they appear in a normal protein pattern.

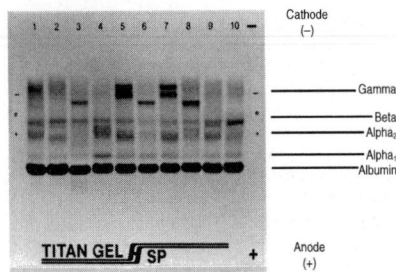

Figure 1: TITAN GEL Serum Protein Gel illustrating the electrophoretic mobilities of albumin and alpha$_1$, alpha$_2$, beta and gamma globulins.

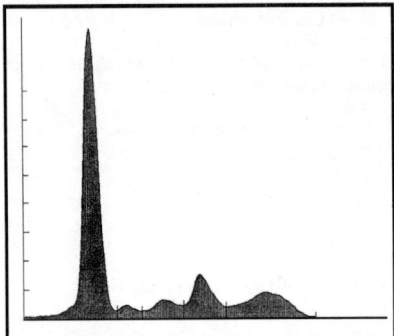

Figure 2: Densitometric tracing of serum protein electrophoresis pattern.

Calculation of the Unknown:
The Helena EDC Densitometer and other Helena densitometers with computer accessories will automatically print the relative percent and the absolute values for each band. Refer to the Operator's Manual provided with the densitometer.

REFERENCE VALUES
The reference values for serum protein electrophoresis on the TITAN GEL Serum Protein System are presented. These values are presented as a guideline. Each laboratory should establish its own normal range study.

Protein Fraction	% of Total Protein
Albumin	52.3 - 66.0
Alpha$_1$	3.3 - 7.0
Alpha$_2$	6.3 - 11.7
Beta	7.8 - 14.3
Gamma	11.1 - 20.4

Variations of Expected Values[4]
Studies show that values are the same for both males and nonpregnant females. Some differences are seen in pregnant females at term and in women on oral contraceptives. Age has some effect on normal levels. Cord blood has decreased total protein, albumin, alpha$_2$ and beta fractions; slightly increased alpha$_1$ and normal or increased gamma fractions (largely of maternal origin). The gamma globulins drop rapidly until about three

■ 부록

months of age, while the other fractions have reached adult levels by this time. Adult levels of the gamma globulins are not reached until 10-16 years of age. The albumin decreases and beta globulin increases after the age of 40.

Further Testing Required
The serum protein electropherogram or densitometric tracing should be evaluated for abnormalities. If abnormalities are observed, appropriate follow-up studies should be initiated. These may include immunoelectrophoresis, immunofixation, quantitation of immunoglobulins, bone marrow examination and other appropriate tests.

INTERPRETATION OF RESULTS[5,6]
Results on normal individuals will cover age and sex-related variations and day-to-day biologic variations. Disease states in which abnormal patterns are observed include inflammatory response, rheumatic disease, liver diseases, protein-loss disorders, monoclonal gammopathies, pregnancy and genetic deficiencies.

LIMITATIONS
Since all electrophoretic procedures are nonlinear, it is critical to use the recommended volume of undiluted serum to obtain optimal resolution and reproducible results. Noncompliance with the recommended procedure may affect the results.

SPECIFIC PERFORMANCE CHARACTERISTICS
Precision: Within-Run and Run-to-Run precision studies yielded CV's of less than 10%.
Sensitivity: The sensitivity of the system, using the Amido Black Protein Stain, is 10 μg/dL.
Comparison: A comparison study of this method to the cellulose acetate method, using a range of 4.48 g/dL - 11.85 g/dL, was excellent yielding a linear regression equation of Y = 0.996X + 0.072 (where X is the TITAN GEL method and Y is the cellulose acetate method) and a correlation coefficient of 0.998.

BIBLIOGRAPHY
1. Alper, C.A., Plasma Protein Measurements as a Diagnostic Aid, N Eng J Med, 291:287, 1974.
2. Tiselius, A., A New Approach for Electrophoretic Analysis of Colloidal Mixtures, Trans Faraday Soc, 33:524, 1937.
3. Ritzmann, S.E. and Daniels, J.C., Diagnostic Proteinology: Separation and Characterization of Proteins, Qualitative and Quantitative Assays, in Laboratory Medicine, Harper and Row, Inc., Hagerstown, 1979.
4. Ritzmann, S.E. and Daniels, J.C., Serum Protein Abnormalities: Diagnostic and Clinical Aspects, Allen Less Co., 1982.
5. Killingsworth, L.M. et al., Protein Analysis, Diag Med, 3-15, Jan/Feb, 1980.
6. Killingsworth, L.M., Plasma Protein Patterns in Health and Disease, CRC Crit Rev in Clin Lab Sci, August, 1979.
7. Tietz, N.W., ed., Textbook of Clinical Chemistry, 3rd ed., W.B. Saunders Co., Philadelphia, pg 524, 1995.

TITAN GEL SERUM PROTEIN KIT Cat. No. 3041
TITAN GEL Serum Protein Gels (10)
TITAN GEL Serum Protein Buffer (1 pkg.)
Amido Black Protein Stain (1 vial)
TITAN GEL Blotter A (20)
TITAN GEL SPE Templates (10)

Other Supplies and Equipment
The following items, needed for performance of the TITAN GEL Serum Protein Procedure, must be ordered individually.

	Cat. No.
Dialamatic Microdispenser and Tubes	6210
TITAN GEL Chamber	4063
I.O.D. (Incubation and Drying Oven)	5116
TITAN GEL Multi-Staining Set	1558
SPE Control (1 x 2 mL)	5136
Titan Plus Power Supply	1504
Titan Blotter Pads	5037

For Sales, Technical and Order Information and Service Assistance, call 800-231-5663 toll free.

Helena Laboratories warrants its products to meet our published specifications and to be free from defects in materials and workmanship. Helena's liability under this contract or otherwise shall be limited to replacement or refund of any amount not to exceed the purchase price attributable to the goods as to which such claim is made. These alternatives shall be buyer's exclusive remedies.
In no case will Helena Laboratories be liable for consequential damages even if Helena has been advised as to the possibility of such damages.
The foregoing warranties are in lieu of all warranties expressed or implied including, but not limited to, the implied warranties of merchantability and fitness for a particular purpose.

Shaded areas indicates that text has been modified, added or deleted.

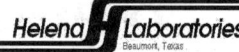

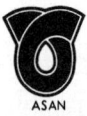

혈청중 총콜레스테롤 성분 정량 검사용
아산셋트 총콜레스테롤 측정용 시액
(AM 202-K)
효소법 (5분법)

■ 측정법의 원리

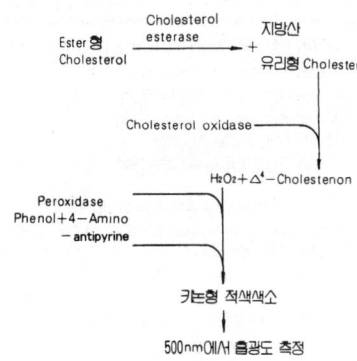

■ 특 징
(1) 5 분으로 반응이 종료 됩니다.
(2) 검량선은 1,000mg/dl 이상 원점을 지나는 직선이 됩니다.
(3) 조제후의 효소시액은 냉암소(2~10℃) 보존으로 1 개월간 사용할 수 있습니다.
(4) 혼탁 혈청의 영향이 거의 없습니다.
(5) 자동분석 장치에 의한 End point법의 적용이 가능합니다.

■ 성분분량 및 포장단위
150회용
(1) 효소시액(AM 202-1) ············· 120㎖용 × 4
  콜레스테롤에스터라제 20.5KU/ℓ
  콜레스테롤옥시다제 10.7KU/ℓ
  수산화나트륨 1.81g/ℓ
(2) 완충액(AM 202-2) ················ 120㎖ × 4
  인산일칼륨 13.6g/ℓ 페놀 1.88 g/ℓ
(3) 표준액(AM 202-3) ················ 10㎖ × 1
  콜레스테롤 300mg/dl

■ 용법 및 용량
1) 시약의 조제법
  측정을 시작하기 전에 다음의 시약을 조제 하여 주십시오.
  (1) 효소시액
    효소시약 1병을 완충액 1병(120㎖)으로 용해 한 후 라벨에 복원한 일자를 표기합니다.
    - 조제한 효소시액은 냉암소(2~10℃) 보존으로 최소한 1 개월간 사용할 수 있습니다.

2) 측정 조작법

	검 체	표 준	시약불랭크
혈 청	0.02㎖		
표 준 액		0.02㎖	
증 류 수			0.02㎖
효 소 시 액	3.0㎖	3.0㎖	3.0㎖
잘 혼합하여 37℃에서 5분간 방치			
60분 이내에 시약불랭크를 대조로 파장 500nm에서 흡광도를 측정.			

* 시약불랭크의 증류수 0.02㎖는 넣지 않아도 결과에 영향은 없습니다.

- 측정법 도해

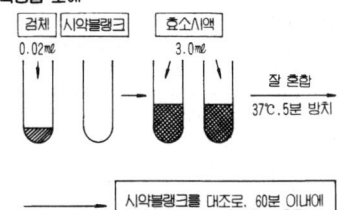

시약불랭크를 대조로, 60분 이내에 파장 500nm에서 흡광도를 측정.

- 계산법

총 콜레스테롤량(mg/dl) = $\dfrac{\text{검체의 흡광도}}{\text{표준의 흡광도}} \times 300$

(표준액의 콜레스테롤량=300mg/dl)

아산제약주식회사

부록

— 검량선의 작성
그래프 용지의 횡축에 농도(mg/dℓ)와 종축에 흡광도와의 대응점을 잡아서 검량선을 작성합니다.

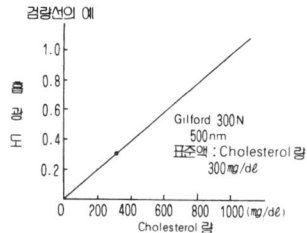

검량선의 예
Gilford 300N
500nm
표준액 : Cholesterol 량
300mg/dℓ

■ 사용상의 주의사항
(1) 반응시간은 5분이상 40분이내라면 지장 없습니다.
(2) 본 시약은 효소제를 함유하고 있으므로 냉암소(2~10℃) 보존을 엄수하여 주십시오.
(3) 2파장 측정일 때는 505nm, 570nm를 사용하여 주십시오.
(4) 정도 관리를 위하여 필요시 검량선을 재작성해 주십시오.
(5) 임상검사용외 사용을 금하여 주십시오.

■ 정상치
130~250 mg/dℓ

■ 임상학적 의의
1. 高 Cholesterol 血症
 A) 內因性高 Cholesterol 血症
  Ⅰ) 原発性高 Cholesterol 血症
   (1) 家族性高 Cholesterol 血症
   (2) 散発性高 Cholesterol 血症
  Ⅱ) 続発性高 Cholesterol 血症
   (1) 內分泌疾患
    糖尿病
    甲状腺機能低下症
    肥満症
    妊娠
    ACTH, Cortisone, Testosterone 등의 長期 投与
    Stress
    経口避妊藥服用
    神経性食思不振症

(2) 糖・脂質代謝異常
 von Gierke病
 Weber-Christian病
 LCAT 欠損症
 Letterer-Siwe 症候群의 一部
(3) 腎疾患
 네프로제 症候群
(4) 肝・胆道疾患
 閉塞性黄疸
 肝 癌
 急性 alcohol 性脂肪肝
 (Zieve 症候群)
(5) 血液疾患
 多発性骨髄腫의 一部
(6) 小・脈管系疾患
 粥状硬化性疾患 – 冠硬化性疾患
 脳動脈硬化性疾患 – 脳血栓症
B) 外因性高 Cholesterol 血症
 脂肪食過剰摂取
2. 低 Cholesterol 血症
 Ⅰ) 家族性低 Cholesterol 血症 (一次性)
  (1) α-Lipoprotein 欠損症
  (2) 無 β-Lipoprotein 血症
  (3) 低 β-Lipoprotein 血症
 Ⅱ) 続発性低 Cholesterol 血症 (二次性)
  (1) 悪液質
  (2) 甲状腺機能亢進症
  (3) 에디슨 症
  (4) 肝細胞障害
  (5) 消化不良症候群
  (6) 貧血
  (7) 経静脈高 칼로리 輸液 (IVH)

■ 저장방법 및 유효기간
 냉암소보존(2~10℃), 제조후 1년

■ 포장단위
 100회용, 150회용, 600회용

■ 교 환
본 의약품은 엄격한 품질관리를 필한 제품입니다. 만약 구입시 유효기간 또는 사용 기간이 경과 되었거나 변질, 변패 또는 오손된 제품등은 교환하여 드립니다.
연락처 : 시약사업부 (02)3290-5700

원료공급원
日水製藥(株)
日本・東京

제조발매원
아산제약(주)
본사 : 경기도 화성군 동탄면 영천리 73
서울사무소 : (02)3290-5700

실전 임상화학

혈청중 에취디엘 콜레스테롤 성분정량검사용
아산셋트 에취디엘 콜레스타제
(AM 203-K)   효소법(5분법)

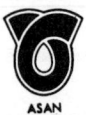

■ 측정법의 원리
분리시액중 인텅스텐산과 마그네슘 양이온의 작용으로 lipoprotein중 특히 apo-lipoprotein B를 가지고있는 LDL (Low Density Lipoprotein) 및 VLDL (Very Low Density Lipoprotein)을 침전시킨후 상청에 남은 HDL (High-Density Lipoprotein)중의 Cholesterol을 다음과 같이 정량합니다.

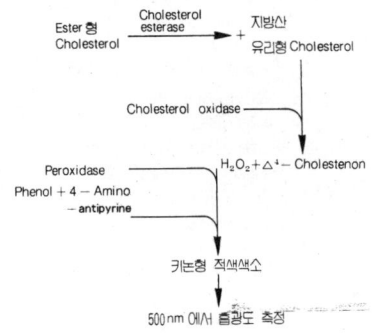

■ 특 징
(1) 분리조작은 실온에서 행합니다.
(2) 분리가 명확하여 상청액의 취득이 용이합니다.
(3) 고 중성지방 혈청도 분리가 가능합니다.
(4) 발색반응은 1단계의 효소법으로 간단합니다.
(5) 5분으로 반응이 종료됩니다.
(6) 조제후의 효소시액은 냉암소 (2~10℃) 보존으로 1개월간 사용할 수 있습니다.

■ 성분분량 및 포장단위   100회용
(1) 분리시액 (AM 203-1) ············ 20㎖ × 1
　　인텅스텐산나트륨 5g/ℓ
　　염화마그네슘 10g/ℓ
(2) 효소시액 (AM203-2) ············ 150㎖용 × 2
　　콜레스테롤에스테라제 (별규) 20.5KU/ℓ
　　콜레스테롤옥시다제 (별규) 10.7KU/ℓ·
　　수산화나트륨 1.81 g/ℓ
(3) 완충액 (AM203-3) ············ 150㎖ × 2
　　인산이수소칼륨 13.6g/ℓ, 페놀 1.88g/ℓ
(4) 표준액 (AM203-4) ············ 5㎖ × 1
　　콜레스테롤 50㎎/dℓ

■ 용법 및 용량
1) 시약의 조제법
　　측정을 시작하기 전에 다음의 시약을 조제하여 주십시요.
　(1) 효소시액
　　　효소시약 1병을 완충액 1병 (150㎖)으로 용해한 후 라벨에 복원한 일자를 표기합니다.
　　- 조제한 효소시액은 냉암소 (2~10℃) 보존으로 최소한 1개월간 사용 할 수 있습니다.

2) 측정 조작법

	검 체	표 준	시약블랭크
혈 청	0.2㎖		
분리시액	0.2㎖		
잘 혼합하여 10분간 실온에 방치후 3,000 rpm에서 10분간 원심분리			
상 청	0.1㎖		
표 준 액		0.1㎖	
증 류 수			0.1㎖ *
효소시액	3.0㎖	3.0㎖	3.0㎖
잘 혼합하여 37℃에서 5분간 방치			
60분 이내에 시약블랭크를 대조로 하여 파장 500nm에서 흡광도를 측정			

＊시약 블랭크는 필히 매회 실시하십시요.
＊증류수는 생략해도 결과에 영향은 없습니다.
- 측정법 도해

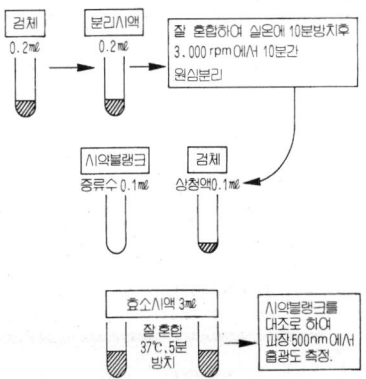

아산제약주식회사

- 계산법

표준액(콜레스테롤 50mg/dℓ)은 검체가 분리시액에 의해 2배희석 되었기 때문에, HDL-콜레스테롤 100mg/dℓ 상당의 농도로 계산한다.

$$\text{HDL-콜레스테롤량 (mg/d}\ell\text{)} = \frac{\text{검체의 흡광도 *}}{\text{표준액의 흡광도 *}} \times 50 \times 2$$

* 시약블랭크의 흡광도를 대조로 한 흡광도

- 검량선의 작성

(1) 그래프 용지의 횡축에 농도(mg/dℓ)와 종축에 흡광도와의 대응점을 잡아서 검량선을 작성합니다.

(2) 표준액의 흡광도를 HDL-콜레스테롤상당량 100mg/dℓ에 맞추고 이점과 원점을 연결한 선을 200mg/dℓ까지 연장하여 검량선으로 합니다.

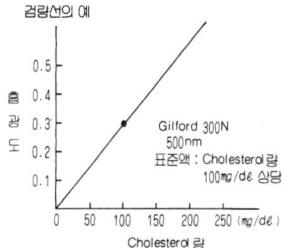

검량선의 예
Gilford 300N
500nm
표준액 : Cholesterol량 100mg/dℓ 상당

■ 사용상의 주의사항

(1) 채혈은 조기공복시(식사후 12~14시간)에 행하여 주십시오.

(2) 헤파린 및 옥살산염은 혈액응고저지제로서 통상의 사용량에서는 측정치에 영향이 없으나 EDTA는 부(-)오차를 가져오고 구연산염 및 NaF에서는 분리가 불완전한 경우가 있으므로 사용하지 말아주십시오.

(3) 헤모글로빈함량 250mg/dℓ에서 콜레스테롤치로서 2.4mg/dℓ의 정오차를 가져오므로 용혈은 측정에 거의 영향이 없습니다.

(4) 고농도의 빌리루빈을 함유한 검체는 약간의 부오차를 가져옵니다.

(5) 분리가 불완전한 검체는 혈청을 생리식염수로 2배 희석하여 측정하고 계산식을 2배하여 혈청치로 합니다.

(6) 검체를 보존하는 경우 2~10℃에서 7일간, 동결보존으로 2개월간 안정합니다.

(7) 본 시약은 효소제제를 함유하고 있으므로 냉암소보존(2~10℃)을 엄수하여 주십시오.

(8) 용해한 효소시액은 본시약의 차광용기(완충액의 용기)에 냉암소(2~10℃)보존을 엄수하여 주십시오.

(9) 2파장 측정시는 505nm/570nm를 사용하여 주십시오.

(10) 임상검사외 사용을 금지하여 주십시오.

■ 정상치
남자 30~65mg/dℓ
여자 35~80mg/dℓ

■ 임상학적 의의
- 증가하는 이유
  (1) 체구가 마른 상태
  (2) estrogen, nicotinic acid, alcohol, heparin 투여시
  (3) familial hyperalphalipoproteinemia
- 감소하는 경우
  (1) 비대한 사람
  (2) androgen 투여시
  (3) hypertriglyceridemia
  (4) 과탄수화물 식이
  (5) diabetes
  (6) analphalipoproteinemia

- HDL-콜레스테롤은 그 혈중농도를 높일수만 있다면 관상동맥경화증을 비롯한 각종 동맥경화증을 예방할 수 있는 인자로 여겨지고 있습니다.
그 반대로 혈중농도가 떨어지면 이런 질환의 위험신호로 여겨지며 흡연, 고혈압, 비만, 긴장등이 그 감소요인이 된다고 생각되어지고 있습니다.

■ 저장방법 및 유효기간
냉암소보존(2~10℃), 제조후 1년

■ 포장단위
75회용, 100회용, 150회용, 300회용

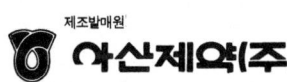

제조발매원
아산제약(주)
본사 : 경기도 화성군 동탄면 영천리 73
서울사무소 : 924-5 7 3 4~8

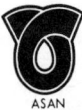

아산셋트 중성지방 측정용 시액
Cleantech TG-S
(AM 157S-K) 효소법

■ 측정법의 원리

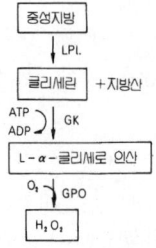

$H_2O_2 + 4-아미노안티피린 + ESPT \xrightarrow{POD} 키노이드색소$
550nm에서 측정

■ 특 징
(1) 1Step, 종반응법(End point) 입니다.
(2) 반응은 적어도 10분이면 완료됩니다.
(3) 1,500mg/dℓ까지 직선성이 있습니다.
(4) Ascorbic acid의 영향을 제거하고 있습니다.
(5) 수용성 색소를 사용하므로써, 염착성이 없으며 기구, 튜브등을 오염시키지 않습니다.
(6) 글리세린 표준액을 사용하고 있어, 정확한 글리세린치로부터 트리올레인량을 환산합니다.
(7) 혼탁혈청의 영향을 받지 않습니다.
(9) 자동분석기에도 적용이 가능합니다.

■ 성분분량 및 포장단위   110회용
(1) 효소시약(AM 157S-1)········· 72mℓ용×5
    리포푸로테인리파제(별규) 10800U/병
    글리세롤키나제(별규) 5.4U/병
    펄옥시다제(별규) 135000U/병
    L-α-글리세로 인산옥시다제(별규) 160U/병
(2) 효소시약 용해액(AM 157S-2)····· 72mℓ×5
    N,N-비스(2-하이드록시에틸)-2-아미노메탄
    설폰산 완충액(별규) 0.427 g/dℓ
(3) 표준액(300mg/dℓ상당)(AM157S-3)··5mℓ×1
    글리세린(약전) 0.0313 g/dℓ

■ 용법 및 용량
1. 시액의 조제법
   효소시약 1 Vial을 효소시약 용해액 1병으로 용해하여 효소용액으로 합니다.
   (조제한 효소용액은 냉장고에 보존하면 2주간, 실온에서는 48시간동안 사용할 수 있습니다)

*주: 효소시약 개봉시에는 내용물이 분산되지 않도록 주의하여 주십시요.

2. 측정조작법

	검 체	표 준	시약블랭크
혈 청	0.02mℓ		
표 준 액		0.02mℓ	
증 류 수			0.02mℓ
효 소 용 액	3.0mℓ	3.0mℓ	3.0mℓ
잘 혼합하여, 37℃에서 10분간 방치			
60분이내에 시약블랭크를 대조로 550nm에서 흡광도를 측정			

*시약블랭크의 증류수 0.02mℓ는 넣지 않아도 결과에 영향은 없습니다.

- 측정법의 도해

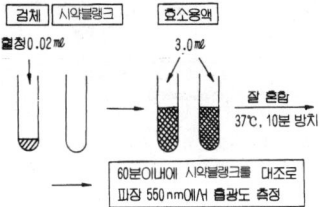

- 계산법

$중성지방량(mg/dℓ) = \dfrac{검체의\ 흡광도}{표준의\ 흡광도} \times 300$

(표준액의 중성지방량=300mg/dℓ)

- 검량선의 작성
  그래프 용지의 횡축에 농도(mg/dℓ)와 종축에 흡광도와의 대응점을 잡아서 검량선을 작성합니다.

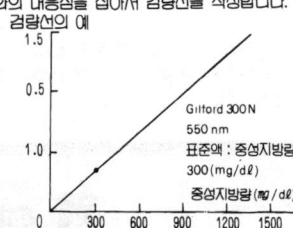

아산제약주식회사

■ 다른 Method와의 상관
(1) Cleantech TG와의 상관

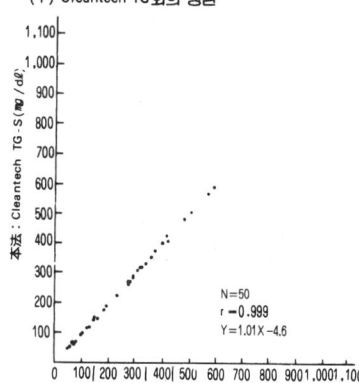

■ 정상치
  남 : 50~155 (mg/dℓ)
  여 : 40~115 (mg/dℓ)

■ 임상학적 의의
  (1) 고치를 표시하는 경우
  - 가족성 고 Lipoprotein혈증
  - 기아, 육식, 고칼로리 식 등
  - 당뇨병
  - 비만증, 동맥경화증, 뇌혈전증등
  - 점액수종, Cushing증후군, 하수체기능저하증, 임신등.
  - 급성 알콜지방간, 폐색성 황달등
  - 급성 · 만성간염
  - 네프로제 증후군, 뇨독증
  - 고도의 빈혈, 다발성 골수종 등
  - 각종 호르몬제, 알콜, 경구피임약 등의 투여

  (2) 저치를 표시하는 경우
  - β-Lipoprotein결핍증
  - 바세도우병, 에디슨병등
  - 중증 간실질장해, 간경변증, 급성 황색 간 위 축증, 급성 중독성 지방간
  - 흡수부전증
  - 심부전
  - 헤파린, 덱스트란 황산의 투여
  - 악액질
  - 암의 말기

(2) UV법(GK-PK-LDH)와의 상관

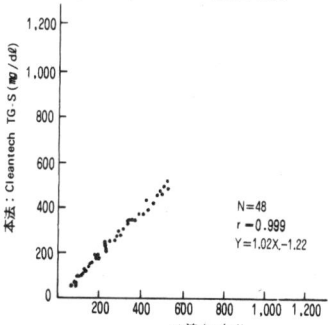

■ 저장방법 및 유효기간
  냉암소보존(2~10℃), 제조후 1년

■ 포장단위
  110회용

■ 교 환
  본 의약품은 엄격한 품질관리를 필한 제품입니다. 만약 구입시 유효기간 또는 사용 기간이 경과 되었거나 변질, 변패 또는 오손된 제품등은 교환하여 드립니다.
  연락처 : 시약사업부 02-924-5734~8

원료공급원
IATRON LAB.,
TOKYO·JAPAN

제조발매원
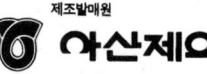
본사 : 경기도 화성군 동탄면 영천리 73
서울사무소 : 924-5 7 3 4-8

실전 임상화학

아산셋트 아밀라제 측정용시액
AMY-S
(AM 501S-K) Caraway 변법

■측정법의 원리

용성전분을 함유한 기질완충액에 혈청, 뇨등을 가하여 일정시간 반응시키면 검체중의 아밀라제에 의해 전분이 분해된다.
일정량의 최초 전분량(시약블랭크)과 잔존전분량(요오드액)의 차로부터 분해된 전분량을 구하여 이것으로부터 아밀라제의 활성도를 구한다.

■특 징

1) 측정조작이 간단하다.
2) 뇨중 아밀라제 활성의 측정도 가능하다.
3) 매우 소량의 검체로도 감도가 양호한 측정이 가능하다.

■포장내용

50 회용
1. 기질완충액 (AM 501S-1) ············ 55mℓ×1
   주성분 전분 0.05 g (100mℓ중)

2. 정색시액 (AM 501S-2) ············ 55mℓ×1
   주성분 요오드화칼륨 0.450 g (100mℓ중)

■측정조작법

	검 체 용	시약블랭크용
기질완충액(mℓ)	1.0	1.0
37℃ 3분간 예가온		
시 료(mℓ)	검체 0.02	※증류수 0.02
37℃에서 정확히 7분 30초간 반응		
정색시액(mℓ)	1.0	1.0
증 류 수(mℓ)	5.0	5.0
잘 혼합한 후 1시간 이내에 증류수를 대조로 660 nm에서 검체 및 시약블랭크의 흡광도를 측정한다		

※시약블랭크용의 증류수 0.02mℓ는 생략해도 좋음

■결 과

1) 혈청일 경우

아밀라제 단위(Amylase Unit/dℓ)=
$$\frac{시약블랭크\ O.D. - 검체\ O.D.}{시약블랭크\ O.D.} \times 800$$

※아밀라제 단위 : 검체 100mℓ가 37℃에서 30분간 전분 10mg을 가수분해하는 활성을 1 단위로 한다.

※본법에서는 전분함량 0.04 g/dℓ의 기질완충액 1.0mℓ를 사용하므로 시험관당 Starch함량은 0.4mg이며 가수분해된 Starch량은

$$0.4mg \times \frac{시약블랭크\ O.D. - 검체\ O.D.}{시약블랭크\ O.D.}$$

가 된다.

또한, 검체량은 0.02mℓ, 반응시간은 7.5분이므로 검체 100mℓ, 반응시간 30분에 해당하는 단위로 환산하면

$$\frac{0.4(mg)}{10(mg)} \times \frac{30(분)}{7.5(분)} \times \frac{100mℓ}{0.02mℓ} = 800\ \text{이 된다.}$$

2) 뇨 일경우

아밀라제단위/1시간(Amylase Unit/hour)=
$$\frac{시약블랭크\ O.D. - 검체\ O.D.}{시약블랭크\ O.D.} \times 800$$

$$\times \frac{2\ 시간뇨량(mℓ)}{100 \times 2}$$

뇨중 아밀라제 단위는 1시간에 배설되는 전체 뇨중에 함유한 아밀라제활성도로 표시한다.

3) 기타 담즙, 췌장, 십이지장분비액등의 액체도 혈청과 동일한 방법으로 측정이 가능하다. 특히 십이지장분비액은 1000배 희석하여 측정해야 한다.

아산제약주식회사

■ 부록

■ 사용상 주의사항

1. 혈장은 검체로 사용하지 않는 것이 좋다.

2. 뇨, 췌장액 등 높은 아밀라제치가 예상되는 검체는 생리식염수로 10배, 25배, 100배등으로 적절히 희석한 후 검사한다.

3. 검체가 초미량(0.02㎖)이므로 마이크로피펫을 사용하여 정확히 넣는다.

4. 검사조작중 침이 혼합되지 않도록 극히 주의하여 설치한다.

5. 반응온도(37℃)와 반응시간(7분 30초)이 극히 정확해야 하며 약 간의 오차라도 결과에 크게 영향을 주게되므로 주의할 것.

■ 임상학적 의의

1) 증가하는 경우
   - 급성췌장염, 만성췌장염의 급성 재발
   - 췌장암, 난소종양, 폐암
   - 이하선염, 복막염, 장폐염
   - 위십이지장궤양
   - 천공
   - 신장질환
   - 약물중독
   - 자궁외임신
   - 거대 아밀라제 혈증

2) 감소하는 경우
   - 췌장암의 말기
   - 진행된 만성췌장염
   - 급성췌장염의 회복기

■ 정 상 치

※정상의 참고치
  혈청 : 48~168 Somogyi Unit

  뇨 : 75~190 Somogyi Unit.
      상한 250 Somogyi Unit(저녁식사, 2시간 뇨에 대한 기준치)
      뇨중 24시간 배설량 2,500±1,250 Somogyi Unit(상한 5,000 Somogyi Unit)

■ 보존방법 및 유효기간

  - 냉암소(2~8℃)보존. 제조후 1년

■ 교 환

본 의약품은 엄격한 품질관리를 필한 제품입니다. 만약 구입시 유효기간 또는 사용 기간이 경과되었거나 변질, 변패 또는 오손된 제품등은 교환하여 드립니다.
연락처 : 시약사업부 (02) 3290-5700

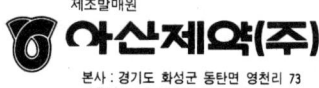

제조발매원
아산제약(주)
본사 : 경기도 화성군 동탄면 영천리 73
서울사무소 : 3290-5 7 0 0

혈청 Transaminase 측정용 시약
GOT · GPT
(AM 101-K)   Reitman-Frankel법

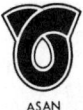

■ 측정법의 원리

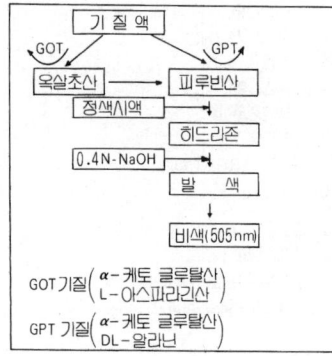

■ 표준곡선의 작성법

시 험 관	1	2	3	4	5
표준곡선용시액(㎖)	0	0.1	0.2	0.3	0.4
*기 질 액(㎖)	1.0	0.9	0.8	0.7	0.6
증 류 수(㎖)	0.2	0.2	0.2	0.2	0.2
정 색 시 액(㎖)	1.0	1.0	1.0	1.0	1.0
잘 혼합하여, 실온에 20분 방치					
0.4N NaOH용액(㎖)	10.0	10.0	10.0	10.0	10.0
실온에 10분 방치후, 60분 이내에 증류수를 대조로 파장 505nm(490∼530nm)에서 흡광도 측정					
GOT Karmen/㎖	0	25	60	116	197
단위 IU/ℓ	0	12	29	56	94
GPT Karmen/㎖	0	27	58	98	150
단위 IU/ℓ	0	13	28	47	72

*GOT표준곡선 작성시는 GOT측정용 기질액, GPT표준곡선 작성시는 GPT측정용 기질액을 각각 사용해 주십시오.

표준곡선의 예

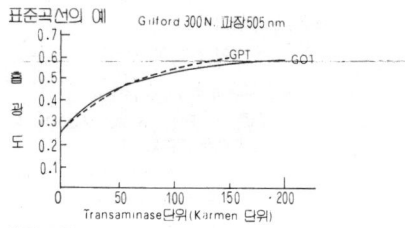

■ 특 징
(1) 국내에서 가장 널리 사용되고 있는 Reitman-Frankel법으로 조작이 간단하고 정확도가 높습니다.
(2) 순도가 높고, 안정성이 우수합니다.

■ 시약 내용   100회용
(1) GOT측정용기질액(AM 101-1) …… 105㎖ × 1
   L-아스파라긴산, α-케토글루탈산
(2) GPT측정용기질액(AM 101-2) …… 105㎖ × 1
   DL-알라닌, α-케토글루탈산
(3) 정색시액(AM 101-3) ………………… 105㎖ × 2
   2,4-디니트로 페닐 히드라진
(4) 수산화나트륨용액(AM 101-4) …… 105㎖ × 2
   4.0N NaOH 용액
(5) 표준곡선용 시액(AM 101-5) ……… 10㎖ × 1
   피루빈산 리튬

■ 시약의 조제법
*0.4N NaOH용액 조제법: 수산화나트륨 용액(4.0N NaOH) 100㎖에 대하여 증류수를 900㎖의 비율로 혼합 희석 합니다.·(희석한 0.4N NaOH 용액은 실온보존으로 장기간 사용 가능 합니다.)

■ 측정 조작법

	검 체
기 질 액	1㎖
37℃에서 5분간 방치	
혈 청	0.2㎖
잘 혼합하여, 37℃에서 GOT는 60분, GPT는 30분간 방치	
정 색 시 액	1㎖
잘 혼합하여, 실온에서 20분간 방치	
0.4N NaOH 용 액	10㎖
잘 혼합하여, 실온에서 10분간 방치	
60분 이내에 505nm(490∼530nm)에서, 증류수를 대조로 흡광도를 측정	

아산제약주식회사

■ 부록

─ 측정법의 도해

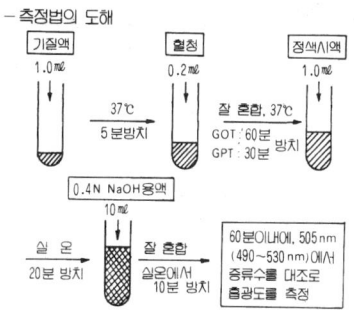

■ 측정상의 주의사항
(1) 0.4N NaOH 채취용 10㎖ 피펫은 5초이내에 분주할 수 있는 구멍이 큰 것을 사용하여 주십시오.
(2) 혈청의 채취시는 정확도가 높은 마이크로피펫을 사용하여 주십시오.
(3) 효소 반응의 온도 및 시간을 정확히 취하여 주십시오.
(4) 표준 곡선에서 벗어나는 높은 치를 나타내는 혈청에 대해서는 생리식염수로 정확히 희석하여 얻은 측정치에 희석배수를 곱하여 주십시오.

■ 정상치
GOT : 8~40 Karmen 단위
GPT : 5~30 Karmen 단위

■ 임상학적 의의
1. GOT에 이상치를 나타내는 질환
 ─ 급성·만성간염, 간경변, 지방간
 ─ 알콜성간염, 간종양, 담즙울체증
 ─ 심근경색, 근질환, 용혈성 질환
2. GPT에 이상치를 나타내는 질환
 ─ 급성·만성간염, 간경변, 지방간
 ─ 알콜성간염, 간종양, 담즙울체증
 ─ 심근경색, 근질환, 용혈성 질환

■ 다른 Method와의 상관
(1) GOT

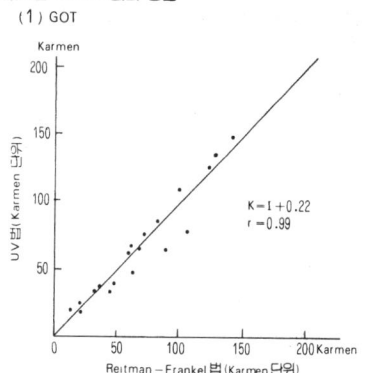

$K = I + 0.22$
$r = 0.99$

(2) GPT

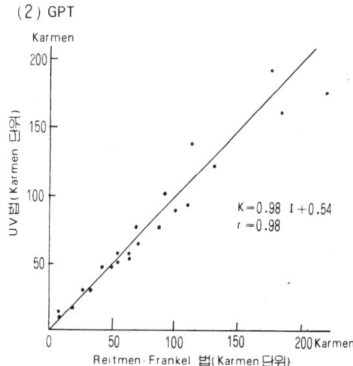

$K = 0.98 \ I + 0.54$
$r = 0.98$

■ 저장방법 및 유효기간
냉암소보존(2-10℃), 제조후 1년 6개월

■ 포장 단위 100회용

■ 교 환
본 의약품은 엄격한 품질관리를 필한 제품입니다. 만약 구입시 유효기간 또는 사용 기간이 경과 되었거나 변질, 변패 또는 오손된 제품등은 교환하여 드립니다.
연락처 : 시약사업부 (02) 3290-5700

원료공급원
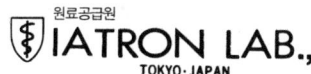
IATRON LAB.,
TOKYO·JAPAN

제조발매원

아산제약(주)
본사 : 경기도 화성군 동탄면 영천리 73
서울사무소 : (02)3290-5700

실전 임상화학

아산 비·유·엔 엔자임 시액
BUN-E
(AM 165-K) Urease-Indophenol법

■ 소 개

요소는 단백질중의 질소의 최종 대사산물로서, 주로 간장에서 합성되는 중요한 물질입니다. 食餌性蛋白, 組織蛋白은 아미노산으로 분해되어 간장에 운반되고, 아미노산 유래의 2개의 질소(NH_3, NH_2)는 요소회로를 경유하여 1분자의 요소(NH_2)$_2CO$가 합성됩니다. 암모니아는 특히 중추신경에 대하여 매우 유독한 물질이지만 암모니아로부터 합성된 요소는 거의 독성이 없고 이러한 형태로 혈중에 운반되어 신장으로부터 뇨중에 배설됩니다. 임상화학에서는 일반적으로 다른 질소성분과 비교하는 의미에서 요소를 요소질소량(UN)으로 나타냅니다. 임상적으로 가장 중요한 것은 腎機能不全과尿路閉塞症이 원인이 되어 요소의 배설이 저하하고, 혈중에 停滯하여 일어나는 UN의 상승입니다. 신기능의 지표가 되는 絲球體濾過値(GFR)가 정상의 약50%로 저하할 때까지 UN은 정상치에 머물지만, 그 후 계속 상승하여 GFR이 25% 이하가 되면 급상승합니다.

이 점에서 UN은 초기의 신장해로부터 신기능저하가 진행된 경우에 유효한 검사라고 할 수 있습니다.

■ 특 징
- 반응을 37℃ 혹은 실온(20~30℃) 어느쪽에서나 실시할 수 있습니다.
- 시약이 안전합니다.
- 조작이 간편합니다. (2 Step)
- 직선성은 150㎎/㎗ 까지 있습니다.
- 뇨검체측정도 가능합니다.

■ 측정원리

검체중에 존재하는 요소는 우레아제에 의해 암모니아를 생성합니다. 생성된 암모니아를 차아염소산나트륨에 의해 Chloramine화한 후, Nitroprusside Natrium의 촉매작용으로 살리실산나트륨으로 반응시켜서, 청색 Indophenol로 유도합니다. 이 정색을 비색측정함으로서 요소질소량을 구하는 방법입니다.

$$尿素 + 2H_2O \xrightarrow{urease} 2NH_3 + H_2CO_3$$
$$NH_3 + NaOCl \longrightarrow NH_2Cl + NaOH$$

$$NH_2Cl + 2 \underset{COONa}{\underset{|}{\bigcirc}}\text{—OH} \quad \text{살리실산나트륨}$$
$$\xrightarrow{\text{Nitroprusside natrium}} Indophenol + HCl$$

■ 성분분량및 포장 단위
100회용
(1) 효소시약(AM 165-1) ·············· 103㎖용×2
    Urease (0.68u/㎖)
(2) 효소시약용해액(AM 165-2) ········ 103㎖×2
    NP (0.12%)
(3) 정색시약(AM 165-3) ·············· 103㎖×2
    NaOCl (0.06%)
(4) 표준액(AM 165-4) ················ 2㎖×1
    요소(요소질소로서 30㎎/㎗)

■ 용법및용량

(1) 시약조제법

효소시약 1병을 효소시약용해액 1병으로 용해하여 효소시액으로 합니다. 실온(20~30℃) 보존으로 1주간, 냉암소(2~10℃)에 보존하면 2개월간 사용가능합니다.

(2) 측정조작법

시험관	검 체 용	표 준 용	시약블랭크용
검 체	0.02㎖	—	—
표 준 액	—	0.02㎖	—
정 제 수	—	—	0.02㎖
효소시액	2.0㎖	2.0㎖	2.0㎖
잘 혼합한 후, 37℃에서 5(*15)분간 가온합니다.			
정색시액	2.0㎖	2.0㎖	2.0㎖
잘 혼합한 후, 37℃에서 10(*15)분간 가온하여, 60분이내에 블랭크를 대조로 파장 580 (*570)nm에서 흡광도를 측정합니다.			

*표시는 반응온도가 실온일 경우.

주 1) 2파장의 경우 主파장 546nm, 副파장 570nm를 사용하여 주십시오.
   2) 뇨검체의 경우는 검체를 정제수에 20배로 희석하여 사용하고, 반응온도는 실온 (20~30℃)에서 행하여 주십시오.

아산제약주식회사

■ 부록

■ 요소질소량의 산출

요소질소량(mg/dl)

$$= \frac{검체\ 흡광도}{표준액흡광도} \times 표준액표시치(30mg/dl)$$

그래프용지를 이용하여 종축을 흡광도, 횡축을 요소질소량(mg/dl)으로 하여, 표준액 표시치(30mg/dl)와 흡광도 반응점과 원점을 잇는 직선을 이용하여 측정흡광도로부터 간단하게 요소질소량을 구할수 있습니다. 이 직선은 150mg/dl 까지 연장할 수 있습니다.

■ 조작상 유의사항

(1) 검 체
  혈청 : 조작법에 따르십시오.
  뇨 : 검체를 정제수로 20배 희석하여 사용하고, 반응온도는 실온(20~30℃)에서 행하여 주십시오.

(2) 방해물질
  • 헤모글로빈은 +오차를 유발합니다.
  • 불화나트륨은 -오차를 유발합니다.

■ 사용상 주의사항

1) 시약블랭크와 표준액은 반드시 검체와 동시에 측정하십시오.
2) 효소시약용해액과 용해한 효소시약액은 光의 영향을 받기 쉬우므로 반드시 차광보존하십시오.
3) 정색반응은 온도에 따라 감도의 차이가 있으므로 반응온도는 동일하도록 유의하십시오.
4) 필요이상 37℃에서 방치하는 것은 피하십시오.
5) 표준액은 알부민용액이므로 정제수로 희석사용을 금하십시오.
6) 임상검사용 외 사용은 금하십시오.

■ 정상참고치

혈청 : 7.5~20.0 mg/dl
뇨 : 12.0~20 g/24 hr

■ 저장방법 및 유효기간

냉암소보존 (2~10℃), 제조후 1년 6개월

■ 포장단위 ······················· 100회용

참고 DATA

(1) 감 도
정제수를 시료로 하여 측정한 경우의 흡광도는 0.090이하로, 표준액 30mg/dl를 시료로 하여 측정한 경우의 흡광도(맹검대조)는 0.290~0.390의 범위내 입니다.

(2) 특이성
알고 있는 농도의 관리혈청을 측정할때, 그 농도의 100±5% 이내 입니다.

(3) 재현성
표준액 30mg/dl를 10회 동시 측정할때, 흡광도의 C.V.치는 2%이하 입니다.

表. 1. 同時再現性

日數	標準液 O.D.	血清 I mg/dl	血清 II mg/dl
1	0.340	16.9	65.2
2	0.338	17.0	65.0
3	0.341	16.6	64.8
4	0.341	16.7	65.2
5	0.343	16.9	64.6
6	0.338	17.0	65.1
7	0.334	16.7	64.8
8	0.335	17.1	64.6
9	0.336	17.0	65.3
10	0.339	16.8	64.7
$\bar{x}$	0.339	16.9	64.9
S.D.	0.0029	0.164	0.263
C.V.(%)	0.85	0.97	0.40

(4) 일차변동
혈청검체는 분주후 동결(-20℃) 보존하여, 사용시 용해하여 사용했습니다.

表. 2. 日差變動

日數	標準液 O.D.	血清 I mg/dl	血清 II mg/dl
1	0.336	14.7	48.6
2	0.344	14.6	47.5
3	0.342	14.5	48.4
4	0.339	14.6	48.4
5	0.336	14.9	48.8
6	0.341	14.3	47.6
7	0.344	14.7	48.1
8	0.334	14.8	48.8
9	0.335	14.5	48.0
10	0.333	14.4	47.9
$\bar{x}$	0.338	14.6	48.2
S.D.	0.0041	0.183	0.465
C.V.(%)	1.22	1.25	0.97

■ 교 환

본 의약품은 엄격한 품질관리를 필한 제품입니다. 만약 구입시 유효기간 또는 사용 기간이 경과 되었거나 변질, 변패 또는 오손된 제품등은 교환하여 드립니다.
연락처 : 시약사업부 (02)3290-5700

원료공급원
IATRON LAB.,
TOKYO·JAPAN

제조발매원

아산제약(주)
본사 : 경기도 화성군 동탄면 영천리 73
서울사무소 : (02)3290-5700

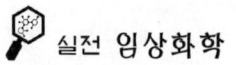 실전 임상화학

SAS-MX LIPOPROTEIN

INTENDED PURPOSE

The SAS-MX Lipoprotein Kit is intended for the separation and quantitation of lipoproteins in serum or plasma by agarose gel electophoresis.

Since Fredrickson and Lees proposed a system for phenotyping hyperlipoproteinaemia in 1965[1], the concept of coronary artery disease detection and prevention utilizing lipoprotein electrophoresis has become a relatively common test.
Epidemiological studies have related dietary intake of fats, especially cholesterol and blood levels of the lipids with the incidences of atherosclerosis, major manifestations of which are cardiovascular disease and stroke. Ischemic heart disease has also been related to hypercholesterolaemia[2,3]. The need for accurate determination of lipoprotein phenotypes resulted from the recognition that hyperlipoproteinaemia is symptomatic of a group of disorders dissimilar in clinical features, prognosis and responsiveness to treatment. Since treatments of the disorders vary with the different phenotypes, it is absolutely necessary that the correct phenotype be established before therapy is begun[4]. In the classification system proposed by Fredrickson and Lees, only types II,III and IV have a proven relationship to atherosclerosis. Plasma lipids do not circulate freely in the plasma, but are transported bound to protein and can thus be classified as lipoproteins. The various fractions are made of different combinations of protein, cholesterol, glycerides, cholesterol esters, phosphatides and free fatty acids[5]. Several techniques have been employed to separate the plasma lipoproteins, including ultracentrifugation, thin layer chromatography, immunological techniques, and electrophoresis. Electrophoresis and ultracentrifugation are two of the most widely used methods and each has given rise to its own terminology. Table I shows the correlation of these classifications and the relative lipid and protein composition of each fraction.

Classification according to:		Composition - % in each fraction			
Electrophoretic Mobility	Ultra-centrifuge	Protein	Glyceride	Cholesterol	Phospholipids
Chylomicrons		2%	98%		
Beta	LDL*	21%	12%	45%	22%
pre-Beta	VLDL*	10%	55%	13%	22%
Alpha	HDL*	50%	6%	18%	26%

*Nonstandard abbreviations: LDL (low density lipoprotein), VLDL (very low density lipoprotein), HDL (high density lipoprotein).

Various exceptions to the above classifications inevitably exist. One of these is the "sinking pre-beta", which is pre-beta migrating material which "sinks" in the ultracentrifuge along with the LDL (beta migrating) fraction[6]. This is the Lp(a) lipoprotein reported by Dahien[7]. It is considered a normal variant found in 10% of the population.
Another exception is the "floating beta", which is beta migrating materials "floating" in the ultracentrifuge with the VLDL.
This abnormal lipoprotein appears in Type III hyperlipoproteinaemias. Various types of support media have been used for the electrophoretic separation of lipoproteins. When Fredrickson originally devised the classification system, he used paper electrophoresis[1,8]. More recently agarose-gel, starch block and polyacrylamide gel have been used[5,7].

The SAS-MX Lipoprotein Kit separates serum / plasma lipoproteins according to charge in agarose gel. The lipoproteins are then fixed and stained for visualisation.

WARNINGS AND PRECAUTIONS
All reagents are for in-vitro diagnostic use only. Do not ingest or pipette by mouth any kit component. Wear gloves when handling all kit components. Refer to the product safety data sheet for risk and safety phrases and disposal information.

COMPOSITION
1. **SAS-MX Lipoprotein Gel (x10)**
   Contains agarose in a Tris / Barbital buffer with sodium azide and thiomersal as preservative. The gel is ready for use as packaged.
2. **Tris / Barbital Buffer Concentrate (1x 100ml)**
   Contains concentrated Tris / Barbital buffer with sodium azide as preservative. Dilute the contents of the bottle to 1 litre with purified water and mix well.
3. **SAS-MX Lipoprotein Stain (1x 1g)**
   Contains Fat Red 7B stain. Dissolve the contents of the vial in 1 litre of Methanol, stir for 24 hours and filter before use. Preparation of working stain: Immediately prior to use, add 5ml of purified water to 25ml of the stock stain. Add the water drop-wise with stirring.
4. **Other Kit Components**
   Each kit contains Instructions For Use and sufficient Sample Application Templates and Blotters A and C to complete 10 gels.

STORAGE AND SHELF-LIFE
1. **SAS-MX Lipoprotein Gel**
   Gels should be stored at 15...30°C and are stable until the expiry date indicated on the package. DO NOT REFRIGERATE OR FREEZE. Deterioration of the gel may be indicated by 1) crystalline appearance indicating the gel has been frozen, 2) cracking and peeling indicating drying of the gel or 3) visible contamination of the agarose from bacterial or fungal sources.
2. **Tris / Barbital Buffer**
   The buffer concentrate should be stored at 15...30°C and is stable until the expiry date indicated on the label. Diluted buffer is stable for 2 months at 15...30°C.
3. **SAS-MX Lipoprotein Stain**
   The powdered stain should be stored at 15...30°C and is stable until the expiry date indicated on the label. Dissolved stain is stable for 6 months at 15...30°C. Store in a tightly stoppered bottle.

ITEMS REQUIRED BUT NOT PROVIDED
Cat. No. 4063 Chamber
Cat. No. 1525 EPS600 Power Supply
Drying oven with forced air capable of 60...70°C
Destain solution: mix 75ml of methanol and 25ml of purified water immediately before use.
Purified water

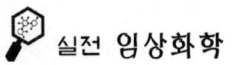

SAS-MX LIPOPROTEIN

SAMPLE COLLECTION AND PREPARATION
Fresh serum or EDTA anticoagulated plasma is the specimen of choice. Samples can be stored at 2...6°C for up to 5 days. DO NOT FREEZE.

Patient Preparation: For the most accurate phenotyping of lipoprotein patterns, the following precautions should be observed before sampling:
1) The patient should fast for a 12-14 hour period prior to sampling to prevent interference from meal-induced chylomicrons.
2) Discontinue all drugs for 3-4 weeks if possible.
3) The patient should be maintaining a stable weight and be on a normal diet for at least 1 week.
4) Wait 4-8 weeks after a myocardial infarction or similar traumatic episode.

Interfering Factors:
1) Heparin therapy can lead to alterations in the migration of the lipoproteins, particularly beta lipoprotein.
2) Samples should not be collected into heparin anticoagulant for similar reasons.

STEP-BY-STEP PROCEDURE
1. Remove the gel from the packaging and place on a paper towel. Blot the gel surface with a blotter C, discard the blotter.
2. Align the sample application template with the arrows at the edge of the gel. Place a blotter A on top of the template and rub a finger across the slits to ensure good contact. Remove the blotter and retain for use in step 5.
3. Apply 2μl of sample to each slit and allow to absorb for 7 minutes.
4. Whilst the sample is absorbing, pour 25ml of buffer into each inner section of the SAS-MX Chamber.
5. Following sample absorption, blot the template with the blotter A retained from Step 2 and remove both blotter and template.
6. Position the gel in the chamber agarose side up, aligning the positive (+) and negative (-) sides with the corresponding positions on the chamber.
7. Electrophorese the gel: 80 volts, 45 minutes.
8. Following electrophoresis, dry the gel at 60...70°C.
9. Place the dry gel in a staining dish and carefully pour the 30ml of freshly prepared working stain onto the gel. Stain for 2 minutes.
10. Destain the gel in 2 x 15-30 seconds washes of destain solution.
11. Wash the gel briefly in purified water and dry.

INTERPRETATION OF RESULTS
It is recommended that any evaluation of the gels is performed against normal values produced for this method in each individual laboratory.

1. **Qualitative Evaluation:** Visually inspect the gels for the presence or absence of particular bands of interest.
2. **Quantitative Evaluation:** Scan the gels gel side down at 525nm.

The alpha-lipoprotein (HDL) is the fastest moving fraction and migrates furthest towards the anode. The beta-lipoprotein (LDL) band is usually the most prominent fraction, migrating closest to the application point. Pre-beta lipoprotein (VLDL) migrates between the alpha and beta lipoproteins. The mobility of the pre-beta lipoprotein varies with the degree of resolution obtained, the type of pre-beta present, and the amount of beta-lipoproteins present. Sometimes, the pre-beta will appear as a smear just in front of the beta-lipoproteins, other times it may split in to 2 separate fractions or may be lacking altogether. The integrity of the pre-beta fraction decreases with sample age. Chylomicrons, when present, remain at the application point.

Calculating the amount of each lipid fraction as mg/dL or mmol/L is not recommended (see LIMITATIONS).

A normal fasting serum can be defined as a clear serum with negligible chylomicrons and normal cholesterol and triglyceride levels. On electrophoresis, the beta-lipoprotein appears as the major fraction with the pre-beta lipoprotein faint or absent and the alpha-lipoprotein band definite but less intense than the beta.

A patient must have an elevated cholesterol or triglycerides to have hyperlipoproteinaemia. The elevation must be determined to be primary or secondary to metabolic disorders such as hypothyroidism, obstructive jaundice, nephrotic syndrome, dysproteinaemias, or poorly controlled insulinopaenic diabetes mellitus.

Primary lipidaemia arises from genetically determined factors or environmental factors of unknown mechanism such as diet, alcohol intake and drugs, especially oestrogen or steroid hormones[12]. Also considered primary are those lipoproteinaemias associated with ketosis-resistant diabetes, pancreatitis and obesity. Diabetes mellitus and pancreatitis can be confusing, for it is often difficult to tell whether the hyperlipoproteinaemia or the disease is the causative factor.

For a complete review of Lipoprotein phenotyping, with descriptions of the criteria, see Fredrickson, D.S. and Lees, R.S[1,8].

Marked increases in the alpha lipoproteins are seen in obstructive liver disease and cirrhosis. Marked decreases are seen in parenchymal liver disease. Tangier's disease is a rare genetic disorder characterised by the total absence of normal alpha lipoproteins. Heterozygotes exhibit decreased levels of alpha lipoproteins[8]. It should be noted that hyperoestrogenaemia (pregnancy and oral contraceptive use) may cause moderate elevations in the alpha lipoproteins[12].

Abetalipoproteinaemia is a primary inherited defect characterised by severe deficiency of all lipoproteins of density less than 1.063 (all but the alpha lipoproteins). It is accompanied by numerous clinical symptoms and life expectancy is limited. A few cases of familial hypobetalipoproteinaemia have been reported. There is some evidence that the mutation is different from that producing abetalipoproteinaemia[8].

Lipoprotein-X is an abnormal lipoprotein often seen in patients with obstructive liver disease. It consists of unesterified (free) cholesterol, phospholipids, and VLDL protein. It migrates slower than LDL. Because of its particular lipid content, it stains poorly or not at all with the usual lipid stains and so is not usually detected by standard lipoprotein electrophoresis. Lipoprotein-X is clearly visible when using cholesterol-specific enzymatic staining methods.

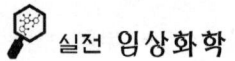

SAS-MX LIPOPROTEIN

QUALITY CONTROL
The Lipotrol Control (Cat. No. 5069) can be used to verify all phases of the procedure and should be used on each plate run. Refer to the package insert provided with the control for acceptable assay values.

LIMITATIONS
Fat Red 7B, as well as the Sudan fat stains, has a much greater affinity for triglycerides and cholesterol esters than it has for free cholesterol and phospholipids. Bands seen after staining with these dyes do not reflect a true quantitation of the total plasma lipids[10].

Since the lipid composition of each lipoprotein fraction is variable, it is essential to determine the total cholesterol and triglyceride levels before attempting to classify a pattern[8,9]. When it comes to diagnosing or ruling out a Type III hyperlipoproteinaemia, a more definitive quantitation of the lipoproteins such as ultracentrifugation[4] or PAGE electrophoresis[11] is essential.

REFERENCE VALUES
It is recommended that any evaluation of the gels is performed against normal values which have been produced for this test in each individual laboratory.
A normal range study was performed using samples from 48 apparently healthy male and female volunteers:

Fraction	Range
Alpha Lipoproteins	14 - 46%
Pre-Beta Lipoproteins	6 - 40%
Beta Lipoproteins	28 - 61.7%
Chylomicrons	0 - 2%

PERFORMANCE CHARACTERISTICS
Within-Run Precision: 8 replicates of the same sample on a single gel.

Fraction	Mean (%)	CV (%)
Alpha Lipoprotein	26.3	5.2
Pre-Beta Lipoprotein	29.4	4.0
Beta Lipoprotein	44.4	4.3

Between-Run Precision: A single sample run on 10 different gels.

Fraction	Mean (%)	CV (%)
Alpha Lipoprotein	25.2	9.0
Pre-Beta Lipoprotein	34.7	4.2
Beta Lipoprotein	44.0	2.7

BIBLIOGRAPHY
1. Fredrickson, D.S and Lees, R.S. 'A System For Phenotyping Hyperlipoproteinemias', Circulation, 1965; 31(3) : 321-327.
2. Henry, R.J. Ed., 'Clinical Diagnosis and Management of Laboratory Methods', 17th Ed., W.B. Saunders & Co., New York, 194-201, 1984.
3. Lewis, L.A. and Oppet, J.J. Ed., 'CRC Handbook of Electrophoresis Vol II Lipoproteins in Disease', CRC Press Inc., Florida, 63-239, 1980.
4. Levy, R.I. and Fredrickson, D.S. 'Diagnosis and Management of Hyperlipoproteinemia', Am. J. Cardiol., 1968; 22(4) : 576-583.
5. Houstmuller, A.J., 'Agarose-gel Electrophoresis of Lipoproteins: A Clinical Screening Test', Koninklijke Van Gorcum and Comp., The Netherlands, p5, 1969.
6. Stonde, N.J. and Levy, R.I. 'The Hyperlipidemias and Coronary Artery Disease', Disease-A-Month, 1972.
7. Dahlen, G. 'The Pre-Beta Lipoprotein Phenomenon in Relation to Serum Cholesterol and Triglyceride Levels: The Lp(a) Lipoprotein and Coronary Heart Disease', Umea University Medical Dissertations, Sweden, No. 20, 1974.
8. Fredrickson, D.S., Levy, R.I. and Lees, R.S., 'Fat Transport in Lipoproteins - An Integrated Approach To Mechanisms and Disorders' N. Eng. J. Med., 1967; 276 : 34-42, 94-103, 148-156, 215-226, 273-281.
9. Fredrickson, D.S. 'When To Worry About Hyperlipidemia' , Consultant, December 1974.
10. Davidsohn, I. And Henry, J.B., Todd-Sanford: 'Clinical Diagnosis by Laboratory Methods', 15th ed., p 639, 1974.
11. Masket, B.H., Levy, R.I and Fredrickson, D.S., 'The Use Of Polyacrylamide Gel Electrophoresis in Differentiating Type III Hyperlipoproteinemia', J. Lab. Clin. Med., 1973; 81(5) : 794-802.
12. World Health Organisation Memorandum: Classification of Hyperlipidemias and Hyperlipoproteinemias', Circulation, 1972; 45 : 501-508.

실전 임상화학

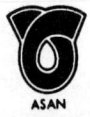

아산셋트 총 철결합능 측정용 시약
TIBC
NPS법

■ 측정법의 원리

혈청에 염화제2철(Fe^{3+})을 가하면 유리 트란스페린은 철과 결합합니다. 다음에 과잉 철은 탄산마그네슘에 의해 제거됩니다. 이 트란스페린과 결합한 Fe^{3+}과 이미 트란스페린과 결합하고 있는 Fe^{3+}를 산성하에서 유리시키고 환원제인 아스코르빈산을 이용하여 Fe^{2+}로 환원합니다.

Fe^{2+}는 키레트제 2-(5-Nitro-2-Pyridylazo)-5-(N-Propyl-N-Sulfopropylamino)-Phenol과 결합하여 갈색의 키레트화합물을 형성합니다.

이것을 파장 590nm에서 비색측정하여 혈청철을 구합니다.

■ 특 징

(1) 고감도 키레트제인 NPS를 사용하므로 검체의 사용량이 0.2ml로 극소화되었습니다.
(2) 다른 금속물질에 의한 영향이 거의 없습니다.
(3) 지질혈청에 의한 영향이 거의 없습니다.
(4) 조작이 간단합니다.
(5) 탈철시험관이 포함되어 있습니다.

■ 시약내용
50회용

(1) 철용액(AM 507-1) ········· 20ml×1
　 염화제2철　　　　　　　　　　19.36mg/l
(2) 흡착제(AM 507-2) ········· 2.5g×1
　 탄산마그네슘　　　　　　　　　 2.5g/병
(3) 환원제(AM 507-3) ······· 100ml용×1
　 아스코르빈산　　　　　　　　　 0.352g/l
(4) 완충액(AM 507-4) ········ 100ml×1
　 초산나트륨　　　　　　　　　　81.65g/l
　 초산　　　　　　　　　　　　　42.04g/l
(5) 정색시약(AM 507-5) ······· 25ml×1
　 2-(5-Nitro-2-Pyridylazo)-5-(N-PropylN-Sulfopropylamino)-Phenol[NPS] ········· 0.070g/l

(6) 표준액(AM 507-6) ········ 10ml×1
　 황산제1철암모늄　　　　　　　　0.014g/l
　 (Fe 200μg/dl상당)

※ 부속품
　 탈철시험관 ······················ 50개
　 스푼 ······························ 1개

■ 용법 및 용량

1. 시약의 조제법

환원제 1병을 완충액 1병으로 용해하여 사용 완충액으로 합니다. 이 용액은 실온보존(25℃)으로 1주, 냉암소보존(2-10℃)으로 2개월간 사용가능합니다.

2. 측정조작법

〈상청액의 분리〉

시험관	검 체 용
검 체	0.2ml
철 용 액	0.4ml
	잘 혼합합니다.
흡 착 제	스푼으로 1스푼 가합니다.

잘 혼합하고, 파라필름등으로 덮고, 실온에서 5분이상 방치한 후 3,000rpm 10분간 원심분리합니다.
상층액을 0.1ml 추출이 철 측정 조작을 실시합니다.

※주1) 파라필름을 덮는 것은 증발, 철의 오염 등을 방지하기 위해서 입니다.
　주2) 흡착제는 1스푼의 량이 약 50mg입니다.

〈철 측정 조작법〉

	검체용	표준용	시약블랑크용
상 청 액	0.1ml		
표 준 액		0.1ml	
정 제 수			0.1ml
사용완충액	2.0ml	2.0ml	2.0ml
	잘 혼합하여 37℃에서 5분간 가온		
정색시액	0.5ml	0.5ml	0.5ml

잘 혼합하여 37℃에서 5분간 가온한 후, 실온에 5분이상 방치하여 2시간이내에 시약블랭크를 대조로 590nm에서 흡광도 측정

아산제약주식회사

■ 부록

※주1) 표준액 및 시약블랭크는 검체측정과 동시에 매회 측정하여 주십시오.
주2) 2파장 측정의 경우에는 주파장 600nm, 부파장 700nm를 사용하여 주십시오.

〈계 산 법〉
● TIBC량($\mu g/d\ell$)
$$= \frac{\text{심청액의 흡광도}}{\text{표준액의 흡광도}} \times \text{표준액의표시치}(200\mu g/d\ell) \times 3\#$$
\# 이 숫자는 검체희석비율
$$3 = \frac{\text{검체}(0.2m\ell) + \text{철용액}(0.4m\ell)}{\text{검체}(0.2m\ell)}$$

● UIBC량($\mu g/d\ell$)
　UIBC량 = TIBC량 − 혈청철량

● 포화율 구하는 법
$$\text{포화율}(\%) = \frac{\text{혈청철량}}{\text{TIBC}} \times 100$$

■ 사용상의 주의사항
(1) 혈청은 냉장보존으로 1주일간 안정합니다.
(2) 사용하는 피펫, 시험관, 분광광도계의 셀등은 탈철처리하여 주십시오.
　- 탈철처리법 : 1N 염산에 2시간 이상 침적한 후 정제수에 헹구어 철의 오염이 없는 곳에서 건조시킵니다.
(3) 사용완충액은 냉암소에서 2개월간 안정하지만 사용피펫등의 오염으로 인하여 발색등의 가능성이 있으므로, 사용시 특히 주의하십시오.
(4) TIBC농도는 채혈시간에 따라 변화가 없으나, 혈청철의 농도가 채혈시간에 따라 차가 심하므로 되도록 같은 시간대에 채혈하거나, 공복시에 채혈하는 것이 검사성적평가에 좋습니다.
(5) 용혈은 (+)의 오차를 유발합니다.
(6) EDTA 및 Dextran, 이중초산, 구연산, 헤파린등은 측정을 방해하므로 항응고제가 처리된 검체는 사용하지 마십시오.
(7) 빌리루빈은 20mg/$d\ell$까지 영향을 주지 않습니다.

(8) 사용시액은 입으로 피펫팅하지 말고, 피부나 눈에 접촉되지 않도록 주의해야 합니다.
(9) 임상검사외 사용을 금해주십시오.

■ 정상치
　남 : 250 − 380 $\mu g/d\ell$
　여 : 250 − 450 $\mu g/d\ell$

■ 저장방법 및 유효기간
　냉암소보존(2−10℃), 제조후 1년

■ 포장단위
　50회용, 100회용, 200회용

■ 교 환
본 의약품은 엄격한 품질관리를 필한 제품입니다. 만약 구입시 유효기간 또는 사용기간이 경과되었거나 변질, 변패 또는 오손된 제품등은 교환하여 드립니다.
연락처 : 시약사업부 (02)924−5734~8

제조발매원
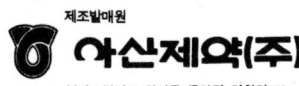
아산제약(주)
본사 : 경기도 화성군 동탄면 영천리 73
서울사무소 : 924-5 7 3 4~8

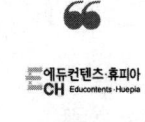

■ 참고문헌

■ 참고문헌

1. 강영태 외 공역, 임상진단화학, 범문에듀케이션, 2013

2. 김대은 외 공역, 임상화학검사학, 대학서림, 2015

3. 문인경 외 공저, 임상화학 각론, 해진미디어, 2016

3. 문인경 외 공저, 임상화학 총론, 해진미디어, 2016

4. 문해란 외 공저, 분석방법의 정도관리, 정문각, 2012

5. 박기호 외 공저, 최신임상검사분석기기, 고려의학, 2011

6. 양승주 외 공역, 임상화학 I, II, 수문사, 2021

7. 유진철 외 공역, 핵심생화학, 이퍼블릭, 2010

8. 이국성 외 공역, 임상화학, 바이오메디북, 2012

9. 이준역 역, 의학통계학, 이퍼블릭, 2010

10. 이칭규 외 공저, 임상회학, 범문에듀케이션, 2017

11. 임상화학교재편찬위원회, 임상화학 I, II 제2판, 청구문화사, 2016

12. 정헌근 외 공역, 체액 및 요검사학, 청구문화사, 2016

실전 임상화학

이 인 수 著

발행일 2022년 2월 25일
펴낸이 李 相 烈
펴낸곳 도서출판 에듀컨텐츠휴피아
출판등록 제2017-000042호 (2002년 1월 9일 신고등록)
주　소 서울 광진구 자양로 28길 98, 동양빌딩
전　화 (02) 443-6366
팩　스 (02) 443-6376
이메일 iknowledge@naver.com
Web http://cafe.naver.com/eduhuepia
만든이 기획·김수아 / 책임편집·이진훈 황혜영 박채연 박은빈
　　　　디자인·유충현 / 영업·이순우

정 가 14,000원
ISBN 978-89-6356-354-1 (93510)

ⓒ 2022, 이인수, 도서출판 에듀컨텐츠휴피아

* 본 책은 저작권법에 따라 보호받는 저작물이므로 무단 전재와 복제를 금지하며, 책 내용의 전부 또는 일부를 이용하려면 반드시 저작권자 및 도서출판 에듀컨텐츠휴피아의 서면 동의를 받아야 합니다.